免疫力を強くする

最新科学が語るワクチンと免疫のしくみ

宮坂昌之　著

ブルーバックス

カバー装幀／芦澤泰偉・児崎雅淑
カバーイラスト／大久保ナオ登
目次・章扉・本文デザイン／さくら工芸社
本文図版／定岡　恵、さくら工芸社

まえがき

２０２０年2月の今、新型コロナウイルス感染が世界を震撼させています。本書が発刊されたのは２０１９年12月、一方、中国・武漢市発のアウトブレイクが詳細に報告されるようになったのは２０２０年1月でした。同月から2月にかけて、日本でも新型ウイルスの感染者が相次いで発見されており、本格的な流行の兆しがうかがえます。こうした状況で、国内では、マスクの買い占めが進んでおり、ドラッグストアやスーパーでは在庫が完全に底をつき、小売店で行列が続く異常な状況が続いています。新型ウイルスについてはまだ不明な点が多いのですが、病原性については、同じコロナウイルスを病原体とする有名なＳＡＲＳ（重症急性呼吸器症候群）やＭＥＲＳ（中東呼吸器症候群）の原因ウイルスに較べると、かなり低いようです。しかし、注意すべきは、人から人への感染性が高いことで、さらに高齢者での重症化率、死亡率がかなり高いのも心配な点です。今後、新型コロナウイルスによる感染がどの程度日本国内で広がっていくか予断を許さないことから、ウイルス感染に対する一般的な知識を各人のレベルで確保しておきたいところです。

残念ながら、本書はアウトブレイクの前に刊行されたため、新型コロナウイルスに関する直接の記載がありません。しかし、本書は、様々なウイルスの感染を予防する具体的な方法や注意事項、病原体の感染のメカニズムやそれを迎え撃つ免疫機構のしくみを一般の方でもわかるように解説しており、なにがしかの有用な情報が得られるはずです。

一般に、ウイルス感染から身を守るためには、まず、飛沫感染、接触感染、空気感染などのウイルス感染の基本的なメカニズムを知ることが大事です。また、からだを守る免疫システムの大筋を理解することも大事です。これにより、感染予防にはどのような方策が有効かをある程度、理解することができます。たとえば、現在、新型ウイルスに対する防御策として、マスク・うがい・手洗いなどが挙げられていますが、これらの方法はどのくらい科学的な裏付けがあり、本当に感染予防に有用なのでしょうか？　感染症の予防にもっとも有効なのはワクチンですが、ワクチンをつくるための方法、手間、時間、費用などはどのようなものなのでしょうか？　抗ウイルス剤の現状はどうなのでしょうか？　本書では、これらのことについてもわかりやすく説明をしています。新型コロナウイルスの最新の情報や分析については、ブルーバックスのホームページ（http://bluebacks.kodansha.co.jp/）においても逐次公開していきますので、ご参照ください。

本書は感染症予防だけをテーマにした本ではありません。近年、免疫学を利用した治療法が感染症以外の病気にも使われるようになってきました。これまで抗がん剤以外に打つ手がなかった「がん」に対して、「がんワクチン」が使われています。感染症に対するワクチンは予防目的であるのに対して、がんワクチンはできてしまったがんを治療しようとするもので、治療目的のワクチンです。これに加えて、さらに最近、免疫チェックポイント療法、CAR-T療法など、劇的な効果をもたらす「がん免疫療法」が注目されています。本書では、こうした最新の免疫療法についても取り上げ、その可能性と限界についても述べています。

もう一つ注目していただきたいのは、ワクチンを含む素晴らしい免疫学的な予防法、治療法が開発されてきた一方、医学的に効果が確認された免疫増強食品やサプリメントは皆無に近いことです。巷には健康食品の広告が氾濫していますが、その多くは、プラセボ効果や暗示効果以上のものはなく、摂取しようがしまいが、からだの免疫力は変化しないといっていいでしょう。

本書の最後の第8章に書きましたが、免疫系全体の能力を上げるためには、むしろ、血流やリンパの流れを良くすることのほうがずっと役に立ちます。そして、なるべくストレスをなくすことです。というのは、過剰なストレスは免疫系全般の機能を大きく低下させるからです。何でも頑張りすぎず、ゆっくりとやることです。つまり、免疫系の機能を保つのに良いのは、ストレスがかからないようなスローライフ・スタイルであり、ゆっくりと呼吸をしながら筋肉運動をする、あるいはゆっくりと体温を上げるということです。健康食品や怪しげな民間療法に頼るよりも、からだの働き方を科学的に理解して、それにともなったものの考え方、生活の仕方をすることが大事です。科学的エビデンスに基づく正しい知識は「情報のワクチン」ともいうべきもので、病気になるリスクを確実に低下させてくれます。

最後にもう一つ。「免疫力」という言葉は、よく使われる言葉なのですが、本当に測定できるのでしょうか？　そして、現在よく使われている血液中のＴリンパ球やＮＫ（ナチュラルキラー）細胞の数は本当に免疫力を反映するパラメーターなのでしょうか？　第８章では、この問題も扱っています。実は「免疫力」は高ければ高いほどいいわけではないのです。

最新の免疫学の知見では、免疫の力が強くなりすぎると、反応しなくてもよい外来性物質や自己成分にまで反応してしまい、かえって健康が損なわれることがわかってきています。実は、現代人の健康を蝕んでいる多くの生活習慣病は、一過性で終わるはずの炎症という免疫反応がダラダラと続くことによって起きる病気「慢性炎症」であることがわかってきました。慢性炎症が関わる病気は、がん、肥満・糖尿病、脂質異常症、心筋梗塞、脳梗塞、肝炎・肝硬変、アトピー性皮膚炎、喘息、関節リウマチ、老化・認知症・アルツハイマー病、うつ病、潰瘍性大腸炎、クローン病など多岐にわたります。こうした慢性炎症を鎮めるにはむしろ過剰に働きすぎた免疫機構を適正な水準まで抑える必要があります（慢性炎症については前著『免疫と「病」の科学』〈講談社ブルーバックス〉にて詳しく解説しています）。

「過ぎたるは猶及ばざるが如し」。何事もバランスが大事なのです。

2020年2月

宮坂昌之

目次

第5章 免疫記憶とはなにか？

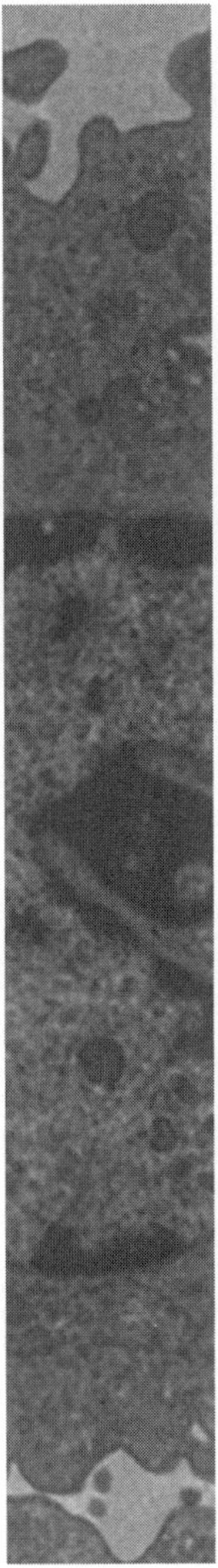

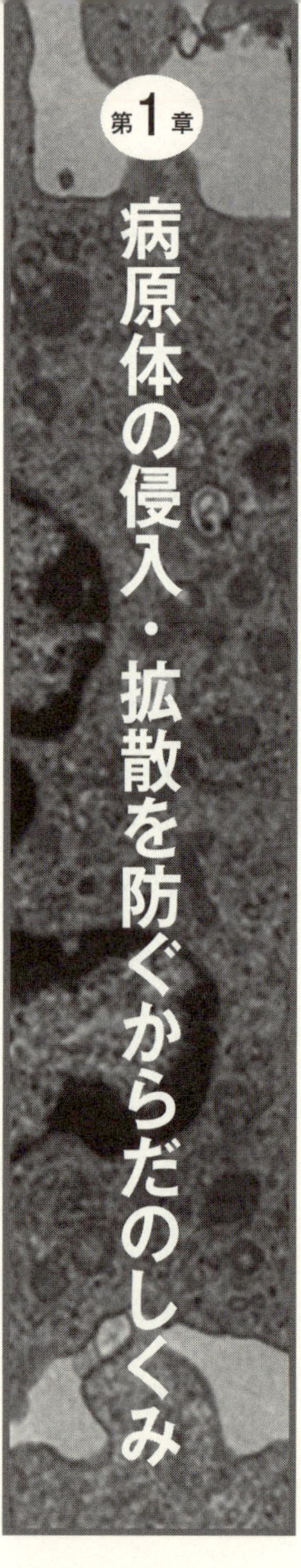

第1章 病原体の侵入・拡散を防ぐからだのしくみ

「災害は忘れた頃にやってくる」といいますが、病原体がもたらす感染症もまさにそのとおりです。時に、われわれの生活にひどい痛みや爪あとを残すことがありますが、「喉元過ぎれば熱さを忘れる」で、われわれはそのことをすぐに忘れてしまうのです。一方、感染症の多くは、しっかりとした知識を持ち、しかるべき予防策を立てれば、未然に防げる可能性があります。たとえば、ワクチンを活用して「免疫力を強くする」ことはとても大事です。

実際に、ワクチンは、人類の歴史のなかでは感染症予防に非常に大きな役割を果たし、医学的にはワクチンの有用性は既に確立されています。ところが、なぜか最近は、『ワクチン副作用の恐怖』[※1]だとか『もうワクチンはやめなさい』[※2]などの恐ろしい題名の本が出回り、現代社会ではあたかもワクチンの必要性が低いかのような論調が増えています。でも、本当にそうなのでしょう

※は参考文献の番号です。参考文献は https://gendai.ismedia.jp/list/books/bluebacks/9784065181775 で御覧いただけます。

か？

感染症とは、結核やポリオのようなものだけではありません。実はがんの一部も感染症です。たとえば、子宮頸がんは、ヒトパピローマウイルス（HPV）の感染によって起こります。日本では年間3000人近くが子宮頸がんで亡くなります。[※3] 1980年代に、子宮頸がんを起こすパピローマウイルスが同定され、2006年にはこのウイルスに対するワクチン（HPVワクチン）が使われるようになり、子宮頸がんの予防に役立つことが明らかになってきました（このウイルスの同定をしたドイツのハラルド・ツア・ハウゼン氏は、2008年、ノーベル生理学・医学賞を受けました）。そして、日本では、2010年からHPVワクチン接種のための公費助成が始まり、一時はひろく接種が行われ、70％ぐらいの接種率があったのです。

ところが、このワクチンの場合、注射時にかなり強い痛みがあったことが原因の一つだと思いますが、めまい、ふらつき、失神など、多くの健康被害が報告され、日本ではその後、接種率が1％程度に激減してしまいました。しかし、その後の多くの調査にもかかわらず、これらの健康被害が本当にワクチン自体の問題によるものなのかについては証明されていません。科学的に大事な問題が不明なまま、ワクチン接種だけが止まっている状態なのです。これは長い目で見ると、非常に大きな問題であると私は考えます。というのは、ワクチンの「負」の側面が強調されるあまり、子宮頸がんの予防策が止まってしまっているからです。一方、最近のフィンランドの報告では、ワクチン接種者には浸潤性の子宮頸がんがまったく発生していない（＝つまり、ワクチン接種により、進行性の子宮頸がんの発症が見られなくなっている）とのことです。[※4]

どうも、日本では一般の方々とマスコミの両方に、感染症やワクチンに対する不信感やあやふやな知識があり、私のような免疫学者から見ると、この領域に関する科学的リテラシー（知識、理解度）にやや問題があるように思われます。

そこで、この本では、感染症というものについて、皆さんにもう一度、科学的な側面からじっくり眺めていただけるよう、基本的かつ重要な情報をわかりやすく提供することに努めました。また、ワクチンの有用性や問題点についても、国内外で報告されている事例・文献を紹介しながら、平易に解説することを心がけました。ただし、感染症やワクチンの理解のためには、ある程度、免疫学のことを理解する必要があり、その説明についてはかなり専門的になっている部分もあります。もし難しくてわからないところがあったら、躊躇せずにそこは読み飛ばしてください。わかるところだけを見ていただくのも、この本の読み方の一つです。

それでは、感染症と、それを防ぐからだのしくみから説明を始めましょう。

1-1 感染症を防ぐからだのしくみ

病原体とは、病気を起こす微生物のことです。そして、感染症とは、病原体によってもたらされる病気のことです。病原体の代表的なものは、細菌、ウイルスや真菌などで、私たちの身の回りにたくさん存在します。しかし、私たちのからだには、病原体の侵入・拡散を防ぐさまざまなしくみが存在するために、簡単には感染症にかかりません。

たとえば、皮膚表面の角質、気道や腸管の内側の粘液、口の中の唾液、眼の表面を覆う涙などは、病原体に対する物理的なバリアーとして機能します。さらに、これらの部位には殺菌性の物質が多く含まれているので、これが化学的なバリアーとして働き、病原体の侵入・拡散を阻みます。

また、万が一、病原体がこれらのバリアーを乗り越えても、その侵入部位には、組織にもともと棲みついている種々の白血球（マクロファージや樹状細胞など）が存在していて、病原体に対して殺菌性物質を放出したり、病原体を食べたりします。それでも病原体の侵入・拡散を止められなかったときには、血管を介して新たに白血球（特に好中球や単球）が病原体の周囲に運び込まれてきて、病原体の働きを弱めたり、殺したりします。これが細胞性のバリアーです。このような、物理的バリアー、化学的バリアー、そして細胞性バリアーの全体をあわせて、「自然免疫機構」といいます。

「自然免疫機構」とは、生まれつきからだに備わっている免疫機構のことで、病原体の侵入以前から存在しているしくみです。病原体の侵入によって誘導されるのではなく、健康な人にはもともと備わっていて、病原体の侵入を防ぐしくみです。病原体がからだに入ってくると、最初に働くのがこの機構で、敵の侵入に対して早く働くのが特徴です。ところが、早く反応するのはいいのですが、一度入ってきた病原体を覚えていず、同じ病原体が再び入ってきても、前と同じような反応をする（あまり学習効果がない）のです。つまり、免疫のしくみとしては、すぐに働いてくれるものの、学習効果がなくて、あまり洗練されたことはできない、という特徴があります。

これに加えて、われわれのからだにはもう一つ「獲得免疫機構」というしくみがあります。生後に獲得されてくる免疫のしくみのことです。自然免疫機構を突破して体内に侵入してきた病原体に対して戦うしくみで、病原体の侵入により、その働きがさらに強くなります。前述した自然免疫機構とは違い、獲得免疫機構には学習効果があるのです。つまり、自然免疫機構に比べて、より複雑な（＝より高等な）しくみです。

獲得免疫機構では、リンパ球と樹状細胞という2種類の白血球が重要な働きをしますが、より強く働くようになるのは、特にリンパ球です。リンパ球は以前に侵入してきた病原体を覚えていて、その病原体に再び出会うと、前より強く働き、抗体などの病原体を排除するためのさまざまな可溶性（＝組織中に溶け出す）物質を作り、病原体を追い出そうとします。敵に出会うことにより、前より強い攻撃能を示すようになるのです。一方、その他の病原体に対する攻撃能力は変わりません。この一度出会った病原体を覚えていることを「免疫記憶」といい、リンパ球が持つ特

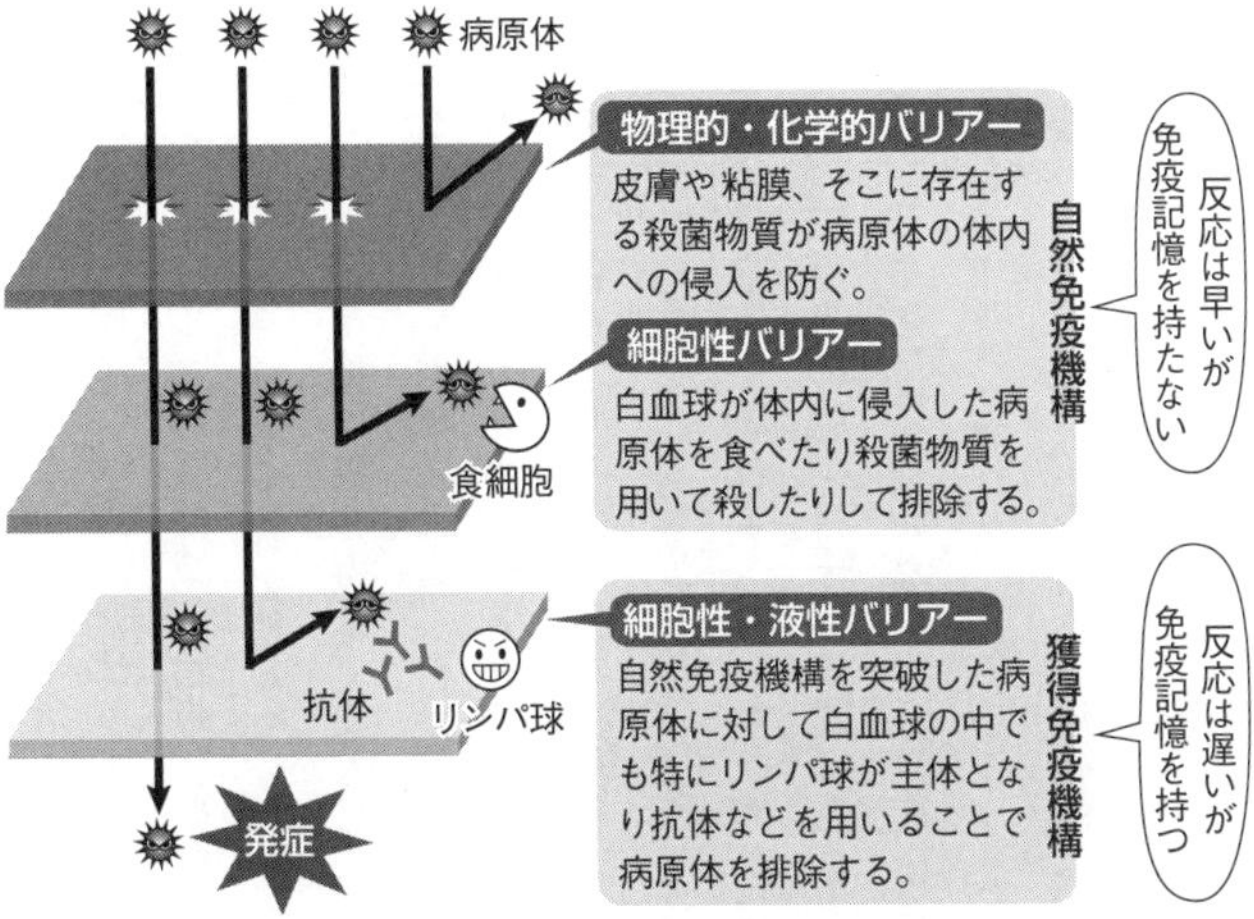

生まれつきからだに備わっている自然免疫機構が最初に働き、次に、生後に獲得されてくる獲得免疫機構（より高等な免疫機構）が働く

図1-1　われわれのからだを守る自然免疫機構と獲得免疫機構

殊な能力によるものです。

以上のことをまとめたのが図1－1です。

この状況を、インフルエンザ感染を例に見てみましょう。万が一、インフルエンザウイルスが、物理的バリアー、化学的バリアー、細胞性バリアーからなる自然免疫機構をすべて乗り越えて、体内に侵入してくると、樹状細胞とリンパ球が刺激されて共同して作業を開始し、獲得免疫機構が働き始めます。すると、その数日後には、リンパ球がインフルエンザウイルスに対して抗体を作るようになります（本当は、リンパ球の中でもBリンパ球だけが抗体を作るのですが、細かいことは後の章で説明

しますので、ここではウイルスが侵入してくるとリンパ球が抗体を作る、と理解しておいてください)。

この抗体は、インフルエンザウイルスに結合して殺すので、その量が増えると、体内のインフルエンザウイルスの数は減り始め、やがて消失します。ただし、この抗体は、ポリオウイルスやはしか(麻しん)ウイルスなど(インフルエンザウイルスとは別のウイルス)にはまったく働きません。つまり、この抗体の働き方は、侵入してきた病原体にだけ働くのが大きな特徴です。

抗体は、作られ始めると、一定期間、体内に持続して存在します。さらに、この状態で同じタイプのインフルエンザウイルスが再度からだに入ってくると、リンパ球は既に準備状態になっているので、最初よりもっと早く、そして、もっとたくさんのインフルエンザウイルスに対する抗体(=抗インフルエンザウイルス抗体)を作るようになります。

このようなしくみによって、われわれは、一度目のインフルエンザウイルス感染では病気になっても、二度目の感染は未然に防げることが多いのです(ただし、これは同じ季節での話です。後で説明しますが、インフルエンザウイルスは頻繁に変異をするので、次の年には通常、前の年とは別のタイプのインフルエンザウイルスが流行り、前の年に作られた抗体が効かないことが多いのです)。

つまり、獲得免疫機構の大きな特徴は、自然免疫機構に比べてより高度で洗練された役割を持っていることであり、具体的には、一度出会った病原体を覚えていて、その病原体を選択的にやっつけることができる、というものです。後に述べるワクチン接種は、この現象を利用したものです。以上をまとめたのが図1-2です。

以上のことを、もう一度、簡単に説明します。われわれのからだには、感染症になるのを防ぐために、二つのしくみがあります。一つは自然免疫機構、もう一つは獲得免疫機構です。病原体の侵入とともに、まず、自然免疫機構が働きます。このしくみで病原体の侵入・拡散が防げないときには、次に獲得免疫機構が働きます。したがって、われわれのからだの「免疫の強さ」とは、「自然免疫機構の強さ」と「獲得免疫機構の強さ」の総和ということになります。一方、「病原体の強さ」とは、体内に侵入してきた「病原体の量」と「病原体の感染力の強さ」をあわせたものです。

この「病原体の強さ」と「免疫の強さ」は、シーソー関係にあり（図1-3A）、どちらの力が強いのかによって、競争の結末（勝敗）が決まるのです。もし、病原体の力よりも免疫系の力が勝れば、感染症は起こりません（図1-3B）。

一方、病原体の力が免疫系の力を上回れば、感染症が起こります（図1-3C）。たとえば、インフルエンザウイルスの侵入によってインフルエンザにかかった場合がこの状態に相当します。これは、からだの免疫機構が一生懸命にウイルスを追い出そうとしたけれども、失敗してしまい、ウイルスが細胞に感染して増えてしまった状態です。

しかし、一度、インフルエンザから回復した人は、同じ季節のなかでは二度、同じタイプのイ

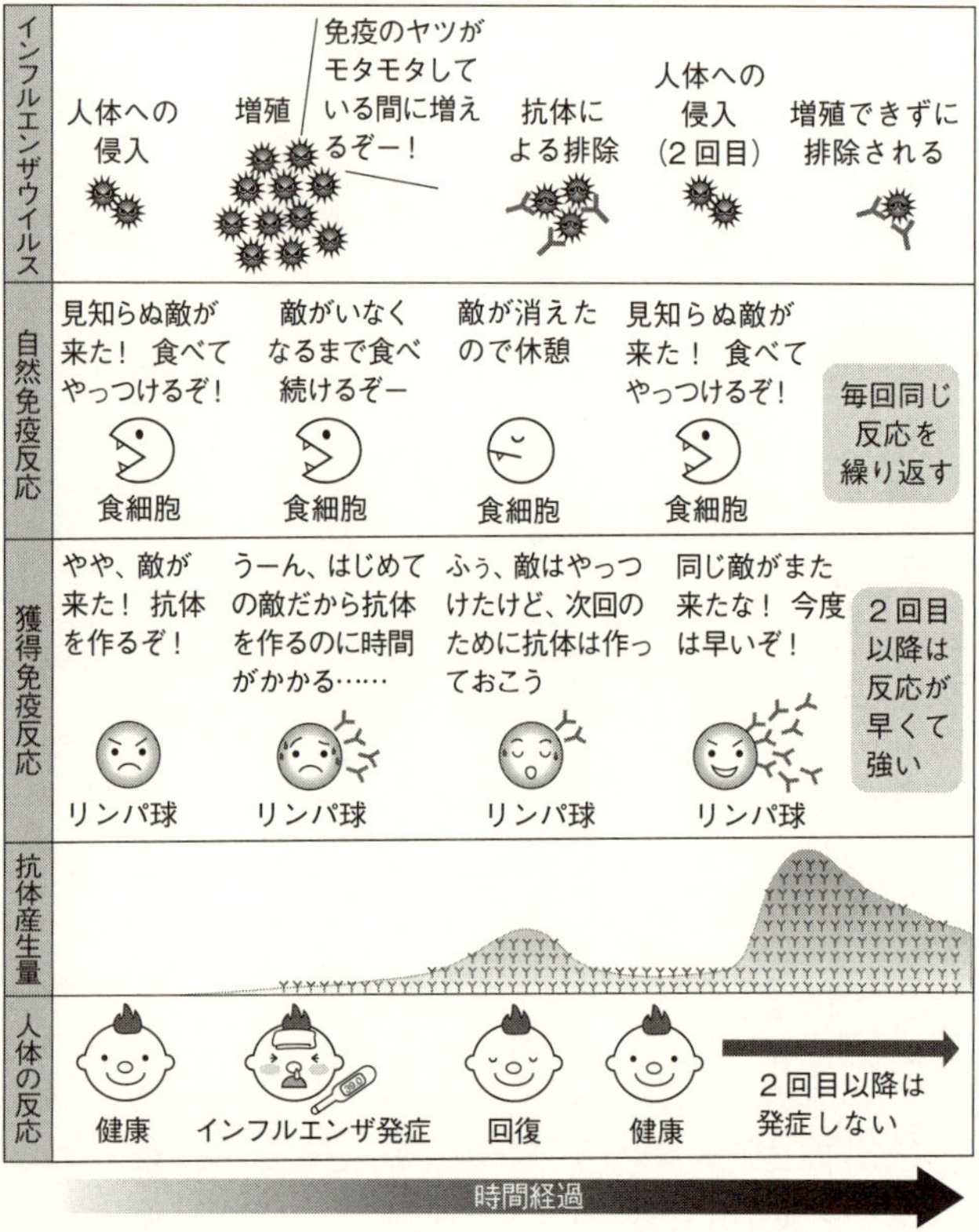

インフルエンザウイルス感染を例に示している。初回の感染では、獲得免疫反応の起こりが遅いために、防御が間に合わず、病気が発症することがあるが、二度目の感染では、獲得免疫反応の起こりが早く、しかも、初回よりずっと強い反応が起こるので、感染が阻止される（二度なしの原理）

図1-2　病原体侵入時に見られる種々のからだの反応をそれぞれ時系列で示したもの

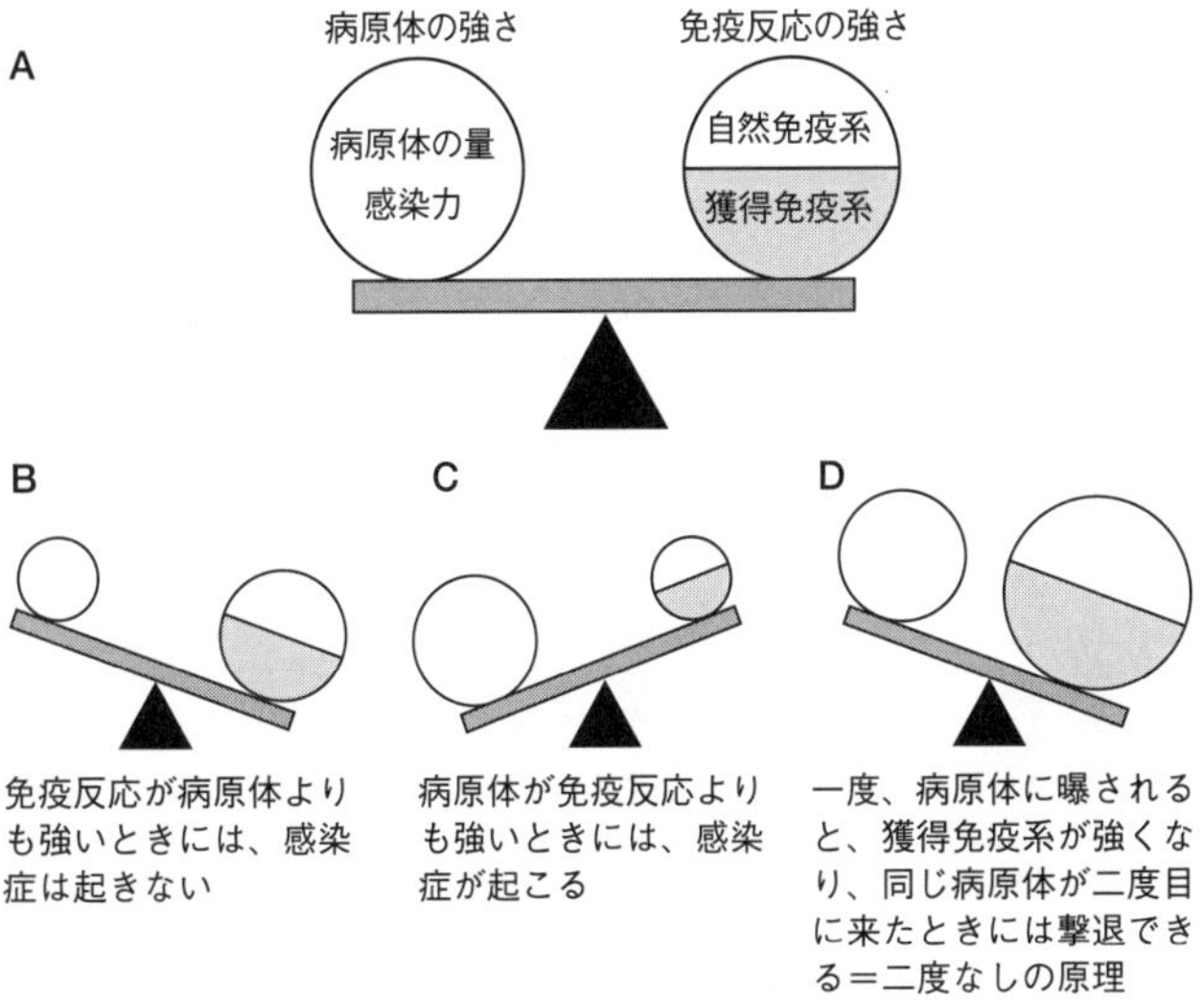

図1-3　「病原体の強さ」と「免疫の強さ」は、シーソー関係

ンフルエンザウイルスに感染することは、通常ありません。それが、図1－3Dの状態です。獲得免疫系の力がぐんと強くなっていて、インフルエンザウイルスをすみやかに追い出すことができるような準備状態ができあがっているので、同じインフルエンザウイルスには感染しにくくなっているのです。これがいわゆる「二度なしの原理」で、ワクチンはこの原理を応用したものです。病原体とよく似た姿かたちをしたワクチンを投与することによって、獲得免疫系を刺激して、その病原体への感染を未然に防ごうとするのです。

　ただし、免疫の力は、そのときの状態によって変わります。体調が良いときには良い免疫力が保たれていますが、体調が良くないと免疫の力が低下します。ストレスによっても免疫の力が低下します。疲れているときや、睡眠不足のとき、ストレスが大きいときには、風邪《かぜ》をひきやすくなりますが、これは免疫の力が周囲の環境によって大いに左右されるからです。また、このような免疫の力には、かなり個人差があり、働きがもともと比較的強い人と、あまり強くない人がいます。これについては第5章で述べます。また、今は話を簡単にするために、細菌もウイルスも単に病原体としてひっくるめて説明をしていますが、よく見ると、病原体の種類によって少しずつ異なる免疫反応が起こります。これについても後で説明しましょう。

余談ですが、風邪の初期に見られる咳、くしゃみ、鼻水、鼻づまり、痰《たん》はいずれも、からだの防御反応の表れです。ウイルスが鼻粘膜を含む気道に感染すると、粘液がたくさん作られるようになり、それが気道を刺激して、咳、くしゃみ、鼻水、痰につながります。いずれも、入ってきた異物を吹き飛ばす、あるいは押し流すために有効です。鼻づまりは炎症を起こした粘膜が腫れる（浮腫を起こす）ために起こり、これ以上、感染源を体内に入れさせないために有効です。それから、感染症の話をするときに、「ばい菌」という言葉がよく使われますが、これは、ウイルス、細菌、真菌など、環境に普通に存在する人体に有害な微生物のことを指す俗称です。医学用語ではありません。漢字では「黴菌」と書き、もともとはカビのことを指していたようです。

1-2 代表的な病原体——細菌・ウイルス・真菌

病原体のことについて細かい説明をする前に、是非、理解をしておいていただきたいのは、風邪には抗菌薬（抗生物質）は効かないということです。日本のお医者さんは、風邪をひいたというとすぐに抗菌薬を処方することが多いのですが、風邪はウイルスによって起こるものであり、抗菌薬はウイルスには効きません（抗菌薬は細菌に対する薬です）。したがって、海外では、風邪で抗菌薬の処方を行うことはまずありません。

そもそも「風邪」とはいかなる病気なのでしょうか。「風邪」とは、感染によって上気道の炎症が起きる病気のことを指します。症状としては、鼻水、鼻づまり、喉《のど》の痛み、咳、痰などが見られます。かぜ症候群の約9割は、ウイルス感染によるものです。残りは、細菌、マイコプラズマ、クラミジアなど、ウイルス以外が原因です。

かぜ症候群を起こす主なウイルスは、ライノウイルス（全体の30〜40％）、コロナウイルス（10〜15％）、インフルエンザウイルス（5〜15％）、RSウイルス（〜5％）です（かぜ症候群のうちのインフルエンザの割合は多くて15％ぐらいであることに注目してください）。こうしたウイルスには、細菌を標的とする抗菌薬はまったく効き目がありません。つまり、お医者さんが処方している抗菌薬は、約9割のケースで効き目がないことになります。

ただし、ウイルス感染の際にからだの防御力が弱まり、細菌による二次感染（たとえば、扁桃腺炎、気管支炎や肺炎）が起こることが時にあります。この場合には抗菌薬が役に立ちますが、一方、二次感染が起こっていないうちに予防的に抗菌薬を使うと、抗菌薬が効かない「耐性菌」が出現しやすくなることが知られています。

「耐性菌」を持つ人が入院すると、「耐性菌」が院内で広がり、抵抗力の低い入院中の手術後の方、こどもやお年寄りの患者に感染して、ほとんどの抗菌薬が効かないために、大ごとになることがあります（院内感染）。一方、細菌由来の風邪かもしれないので抗菌薬を予防的に使いたい、という意見もありますが、通常、抗菌薬の予防的使用はあまり効果がありません。

また、抗菌薬は腸管にいる常在細菌叢《じょうざいさいきんそう》とよばれる病原性のない細菌群にも働いて、からだに良い役目をする細菌までも一緒に殺してしまうかもしれません（これについては、もう少し後で詳しく説明します）。つまり、風邪に対してすぐに抗菌薬を処方するというのは、実は、医学的には大きな問題なのです（図1-4）。

ここで、用語についてです。抗菌薬と抗生物質は、ほぼ同じ意味ですが、詳しくいうと、抗生物質とは自然界から発見された抗菌物質や微生物が作る抗菌物質のことを指します。一方、抗菌薬とは、化学的に合成されたものを含む、より包括的な名前です。最近の抗生物質は化学的に合成されたものがほとんどなので、抗菌薬という言葉のほうが正確です。

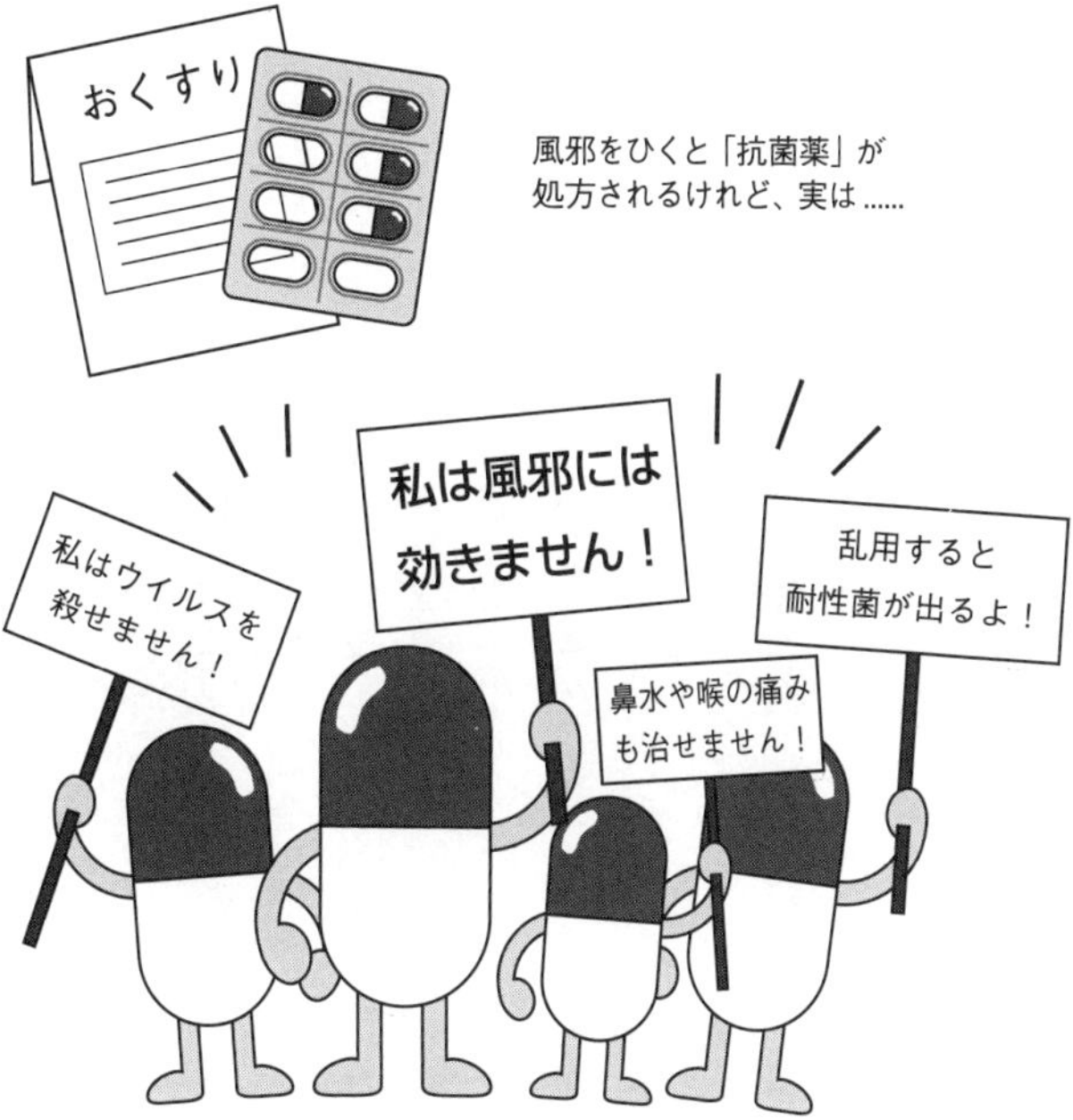
おくすり
風邪をひくと「抗菌薬」が
処方されるけれど、実は……
私は風邪には
効きません！
私はウイルスを
殺せません！
乱用すると
耐性菌が出るよ！
鼻水や喉の痛み
も治せません！

かぜ症候群の９割は、抗菌薬が効かないウイルス感染によるもの。抗菌薬をむやみに使うと、抗菌薬の効かない「耐性菌」ができて、院内感染の原因になったりする。また、からだの常在細菌叢にも働いて、からだに棲みつく細菌の種類を変えてしまったりすることもある

図1-4　風邪には抗菌薬（抗生物質）は効かない

次に抗菌薬に関する理解度についてです。２０１７年３月、厚生労働省研究班が抗菌薬に対する一般市民の理解度をインターネット調査したところ、「抗菌薬はウイルスをやっつける」と答えた人が約46％、「風邪やインフルエンザに抗菌薬は有効だ」と答えた人が約40％だったそうです。[※5] 実は、どちらの答えも間違

いなので、一般市民の約4割は、抗菌薬の作用に関して誤った知識を持っているということになります。

一方、医師のほうにも問題があるようです。というのは、2018年6月の朝日新聞の記事によると、風邪で患者が抗菌薬の処方を希望した場合、6割ぐらいの医師が処方したことが、日本化学療法学会と日本感染症学会の合同調査で明らかにされているからです。※6 これに対して、厚生労働省が出している「抗微生物薬適正使用の手引き」※7 には、「感冒（かぜのこと）に対しては、抗菌薬投与を行わないことを推奨する」と、はっきり書かれています。果たして、お医者さんたちはこれを見ていないのでしょうか？　それとも診療費のことが優先されたり、あるいは、処方しないと患者から文句が出ることがあるので、患者の希望を先読みしているのでしょうか？

では、代表的な病原体である、細菌、真菌、ウイルスはどこが違うのでしょう（表1-1）。

まず、細菌です。よく知られているものに、食中毒を起こす大腸菌、ブドウ球菌やサルモネラ菌、肺炎を起こす肺炎球菌や緑膿菌、結核を起こす結核菌、破傷風を起こす破傷風菌などがあります。

細菌は、1個の細胞からできているので、単細胞生物です。いずれも数～数十マイクロメートルの大きさで（マイクロメートルは1メートルの100万分の1を表す長さの単位）、普通の光学顕微鏡でその姿を見ることができます。その外観によって、球菌、桿《かん》菌、らせん菌などに分けられます。

	細菌	真菌	ウイルス
主な病原体	大腸菌、ブドウ球菌、連鎖球菌、サルモネラ菌、緑膿菌、結核菌、破傷風菌など	白癬菌、カンジダ、アスペルギルス、酵母など	インフルエンザウイルス、ヘルペスウイルス、ノロウイルス、肝炎ウイルス、エイズウイルスなど
主な感染症	食中毒、扁桃腺炎、肺炎、結核、中耳炎、破傷風など	水虫、カンジダ症、アスペルギルス症など	インフルエンザ、風しん、はしか、ウイルス性肝炎、胃腸炎、エイズなど
大きさ	数〜数十マイクロメートル。光学顕微鏡で見える	数〜数十マイクロメートル。光学顕微鏡で見える	0.1マイクロメートル以下。通常、電子顕微鏡でないと見えない
構造	単細胞生物：細胞質、細胞壁などからなる。核膜はなく、遺伝情報のDNAは細胞質内に存在する。ミトコンドリアやゴルジ体を持たない	核、細胞質、細胞壁などからなる。遺伝情報のDNAは核膜に包まれた核の中に存在する。ミトコンドリアやゴルジ体を持つ	タンパク質の殻と核酸（DNAかRNA）からなる粒子。細胞構造は持たない
増殖	細胞がなくても分裂して増殖する	細胞がなくても分裂して増殖する	自己増殖はできず、宿主細胞が増殖には必要
遺伝情報	DNAとRNAの両方を持つ	DNAとRNAの両方を持つ	DNAかRNAのどちらかしか持たない
治療薬	抗菌薬	抗真菌剤	抗ウイルス剤

表1-1　代表的な病原体である、細菌・真菌・ウイルスの比較

細菌は、細胞膜に包まれ、その中には細胞質が存在しますが、われわれのからだの細胞とは異なり、ミトコンドリアやゴルジ体などの細胞内小器官がありません。また、遺伝情報であるDNAは核膜には包まれておらず、直接、細胞質内に存在します。

細菌がわれわれのからだに侵入すると、細胞分裂によってその数が増え、その後、細胞内に侵入するか、細胞の外で毒素を出して、感染組織の細胞を傷つけます。

次に真菌（カビ）です。よく知られているものに、白癬菌《はくせんきん》、カンジダ、アスペルギルス、酵母などがあります。真菌は、細菌とは異なり、核のまわりに核膜という膜を持ち、遺伝情報であるＤＮＡは核の中に存在します。細胞質の中にはミトコンドリアやゴルジ体などの細胞内小器官が存在し、これも細菌とは異なる点です。酵母のように単細胞で存在するものと、カンジダのように多細胞を形成するものがあります。真菌を殺すのは、抗真菌剤とよばれる一群の薬です。

次にウイルスです。よく知られているものに、インフルエンザウイルス、風しんウイルス、はしかウイルス、ノロウイルス、肝炎ウイルス、エイズウイルスなどがあります。それぞれ、インフルエンザ、風しん、はしか、ウイルス性胃腸炎、肝炎、エイズなどの病気の原因となります。

ウイルスの大きさは、通常は０・１マイクロメートル以下で、電子顕微鏡でないとその姿が確認できません。生命の最小単位とされる細胞を持たず、タンパク質の殻と核酸からなる粒子です。ウイルスは、ミトコンドリアを持たないので、自分でエネルギーを作ることはできません。また、リボソームを持たないので、タンパク質を作ることができません。つまり、自分ひとりでは増殖ができないのです。宿主細胞の中に入り込んで、宿主細胞のタンパク合成機構、代謝機構やエネルギーを利用して、はじめて増殖（＝自己複製）できるようになります。

ウイルス粒子内の核酸は、ＤＮＡかＲＮＡのいずれかで、これがウイルスの遺伝情報です。Ｄ

	代表的なもの	起こす疾患
DNAウイルス	アデノウイルス	咽頭炎、扁桃炎、胃腸炎
	単純ヘルペスウイルス	口腔粘膜・皮膚・性器などのヘルペス
	天然痘ウイルス	天然痘
	ヒトパピローマウイルス	子宮頸がん
RNAウイルス	インフルエンザウイルス	上気道感染、肺炎
	ライノウイルス	普通の風邪
	ポリオウイルス	ポリオ（小児マヒ）
	エイズウイルス（HIV）	エイズ

表1-2　DNAウイルスとRNAウイルス

NAを持つものをDNAウイルス、RNAを持つものをRNAウイルスとよびます（表1−2）。前述したように、ウイルスには抗菌薬は効きません。一部の抗ウイルス剤が効果を示しますが、現在のところ、まだ限られたものしか存在しません。したがって、ウイルス感染に対しては、自分の免疫の力で排除することが必要です。

細菌でもウイルスでもそうですが、病原性を持たないものがたくさんあります。病原性を持つものは有害なので、医学の教科書に載りますが、それは実は細菌やウイルスの仲間のほんの一部です。たとえば、口腔内や腸管の中には膨大な数の細菌が存在し、通常はこれらの細菌は病気を起こしません。ウイルスも同様です。湖や川の水の中には1mℓあたり億の単位のウイルスが検出されることがあります。海水の中でも1mℓあたり数百万から1000万個のウイルスが存在し、海洋全体ではなんと10^{30}個というとんでもない数のウイルス粒子が存在するといわれています[※8]。つまり、われわれの身の回りには、無害な細菌やウイルスが常に多数存在して、実は病原性を持つような「負」の影響以上に、われわれ人間や環境に「利」している可能性が大いにあるのです。

1-3 細菌とウイルスに対する免疫反応の違い

からだの中に細菌、あるいはウイルスが入ってきたときには、それぞれ、免疫機構の働き方が少し異なります。細菌の場合には、前述したように、体内に侵入すると、通常は、侵入組織の細胞の外で増殖して、その数が増えます（結核菌やチフス菌は例外で、細胞内で増えます）（図1-5）。すると、組織に存在するマクロファージ（異物を食べる細胞）がこれを異物と認識して、細胞内に取り込み、消化して、殺します。マクロファージは、さらに、炎症性サイトカインとよばれる、いわば警報役の物質を放出して、周囲の細胞に細菌の侵入を知らせます。すると、組織に存在する別の白血球の一種である樹状細胞が刺激されて、細菌やその分解物、産物などを細胞内に取り込み、その後、その一部を細胞膜上に提示して、ここに異物がいますよ、というように、リンパ球に細菌産物を示して、反応するように促します。ここまでが自然免疫機構による反応です。

その後、この提示された細菌産物に対してリンパ球が反応を始め、リンパ球を中心とする獲得免疫機構が動き始め、やがて侵入細菌に対して抗体が作られるようになります。すると、抗体は侵入細菌に結合して殺します。

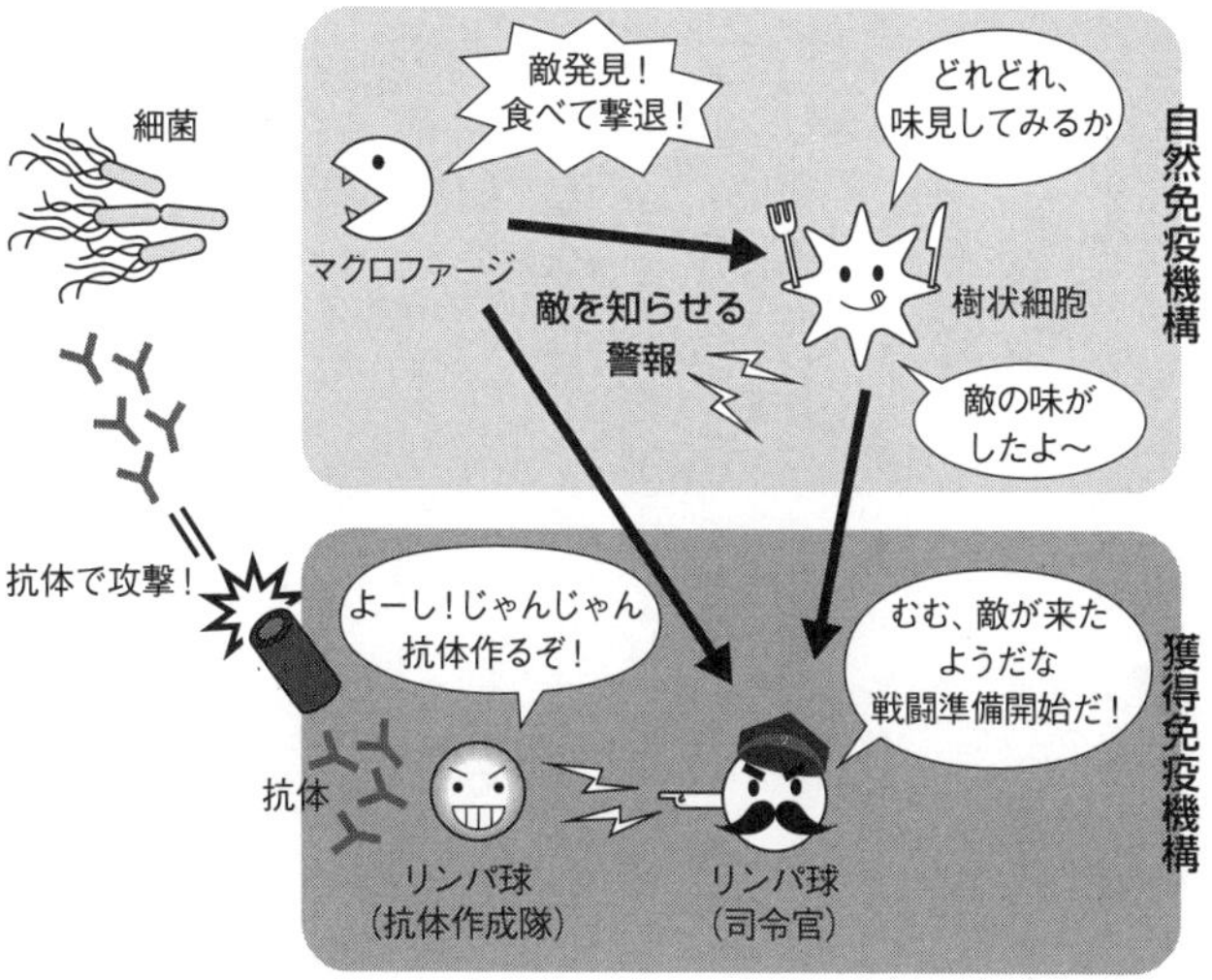

はじめに自然免疫機構が働き、そのシグナルを受けて、つぎに獲得免疫機構が働くようになる。その結果、抗体が作られ、細胞外に存在する細菌に結合して、細菌の働きをなくしたり（＝不活化）、殺したりする

図1-5　細菌が侵入してきたときのからだの免疫反応

後でもう少し説明をしますが、サイトカインとは、細胞が放出する特定の大きさ（分子量）を持つ可溶性分子の総称です。相手の細胞に働いて、細胞を増殖させたり、運動性を上げたり、特定の分子を作らせたりする役目を持ちます。異物が侵入してきた組織では、刺激を受けた上皮細胞や免疫細胞（＝白血球、特にマクロファージ）が、特に「炎症性サイトカイン」とよばれる炎症時に作られるサイトカインを作ります。すると、周囲の細胞が刺激を受けて、異物の排除に向けて作業を開始します。「TNF-α」、「インター

ロイキン-1（IL-1）」、「インターロイキン-6（IL-6）」などが、代表的な炎症性サイトカインです。これらの分子は、内因性発熱物質ともよばれ、脳の発熱中枢に働いて、発熱の原因ともなります。

面白いことに、白血球は一般にからだに少し熱があるときのほうがよく働くのです。ということは、発熱にはそれなりの意味があって、からだに熱があるということは、異物に反応をしやすい状態になっているということです。つまり、風邪をひいたらすぐに風邪薬（=通常、解熱剤を含む）を飲むというのは、少し問題があるかもしれないのです。

話を病原体に戻します。病原体がウイルスの場合には、細菌とは感染機構、防御機構が少し違います。ウイルスは細胞外では増殖できず、生物の細胞内に入ってはじめて増殖できるようになります。この入り込む相手のことを「宿主」といいます。たとえば、インフルエンザウイルスは、気道の内面を覆う上皮細胞を宿主として入り込み、そこで増殖し始めます。インフルエンザウイルスは、核酸であるRNAを持ち、上皮細胞内でウイルス複製が始まると、ウイルス由来RNAが増えます。

一方、細胞の中には外来性の核酸を認識するしくみがあるので（第5章で詳しく説明します）、ウイルス由来RNAが細胞内でできると、「I型インターフェロン」というサイトカインが作られるようになります（図1-6）。すると、このサイトカインは、その名前のとおり（インターフェロンとは、増殖をinterfere＝抑制する物質という意味です）、ウイルスの増殖を抑えるだけでなく、宿主細胞の増殖を抑えたりします。このように、細胞内には侵入してきた病原体由来のDNA／RNAを認識するしくみがあり、それが働くと、抗ウイルス性タンパク質であるI型インターフェロンが作られるようになるのです。これは、ウイルスに対する重要な自然免疫機構の一つです。

しかし、もしこのような機構でウイルスを抑えられないと、ウイルスは細胞外に放出されるようになり、次第にまわりの細胞に感染していきます。感染細胞内ではたくさんのウイルスが複製されることにより、細胞の代謝が乱され、細胞が死にます。すると、死細胞やその産物は、周囲の免疫細胞を刺激して、炎症反応が始まります。たとえば、マクロファージが死細胞を食べて（これを貪食《どんしょく》といいます）、傷ついた組織をきれいにしようとします。また、死細胞の分解産物が樹状細胞に取り込まれて、樹状細胞の細胞膜上にウイルス由来抗原（ウイルスの一部）が提示されるようになります。この抗原をリンパ球が認識して反応すると、獲得免疫機構が動き出すのです。

もし、ウイルスが樹状細胞に直接感染したときには、樹状細胞の細胞膜上にウイルス抗原が提示され、リンパ球の活動が始まるようになります。そして、ウイルスに対する抗体が作られ、細胞外のウイルスを攻撃するようになります。また、図1-6には示していませんが、ウイルスに対するTリンパ球が活性化されて、ウイルスに感染した細胞を殺すようになります。このような免疫細胞の一連の反応は、なかなか複雑なので、後の第5・第6章でもう少し詳しく述べること

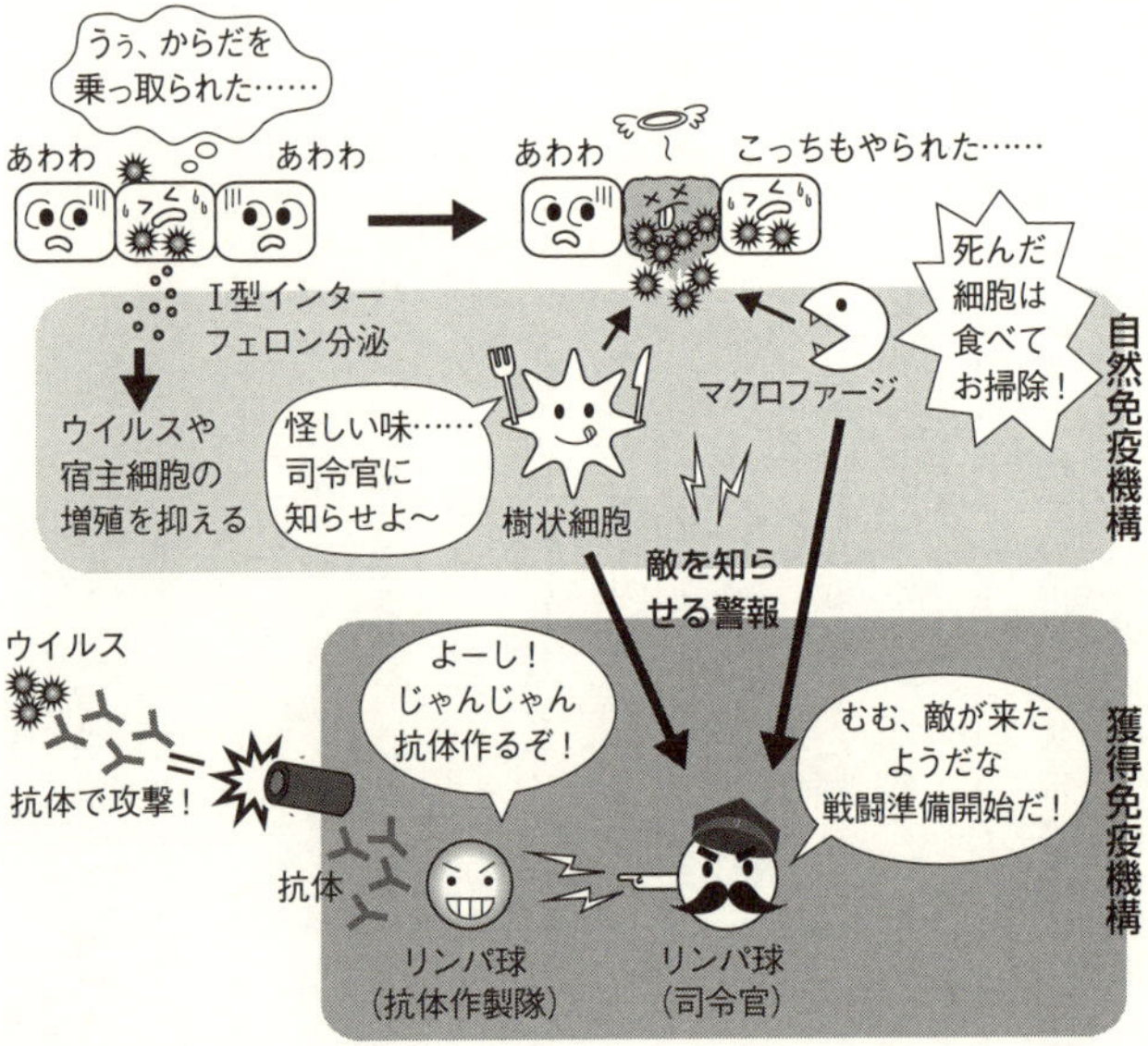

ウイルスが細胞内に侵入すると、I型インターフェロンが作られ、ウイルス増殖を止めようとする。次に、マクロファージや樹状細胞が活性化されて、ウイルス感染が広がるのを食い止めようとする。これが自然免疫機構による防御反応である。その後、自然免疫機構からシグナルを受け取った獲得免疫機構が動き始め、抗体が作られるようになる。抗体は、細胞外に存在するウイルスに結合して、ウイルスを死滅させる。図には示していないが、樹状細胞からの刺激によってTリンパ球が活性化され、キラーTリンパ球が作られるようになる。キラーTリンパ球は、ウイルス自体には働かないが、ウイルス感染細胞を死滅させる。抗体とキラーTリンパ球があいまって働くと、からだからウイルスが追い出されるようになる

図1-6　ウイルスが侵入してきたときのからだの免疫反応

にしましょう。

1-4 病原体の感染先はどのようにして決まるのか

病原体は、しばしば特定の細胞や臓器に感染します。たとえば、インフルエンザウイルスは、通常、気道の上皮細胞に感染を起こしますが、膀胱《ぼうこう》や肝臓に感染することはありません。肺炎球菌は肺炎を起こしますが、大腸炎は起こしません。一方、大腸菌O-157は、大腸炎を起こしますが、肺炎を起こすことはまずありません。このように、病原体の「感染先」は決まっていることが多いのです。これには、いくつかのメカニズムがあります。一つは、病原体の表面にある分子が宿主動物の特定の細胞の上にある構造に結合する場合です。

いわば「鍵」と「鍵穴」の関係です（図1-7）。たとえば、ウイルスの場合、ウイルスゲノム（遺伝情報）を取り囲むタンパク質の殻の上に特定の分子構造が存在します。もし、この分子に対して特異的に結合する構造が宿主細胞の上にあれば、ウイルスはその細胞に選択的に侵入し、感染するようになります。この細胞上の構造をウイルス受容体（あるいはウイルスレセプター）とよびます。

第4章の4-1でもう少し詳しく述べますが、インフルエンザウイルスの外側にはヘマグルチニンという分子が存在し、これが気道の上皮細胞の膜上に存在する特定の糖鎖（＝ウイルス受容

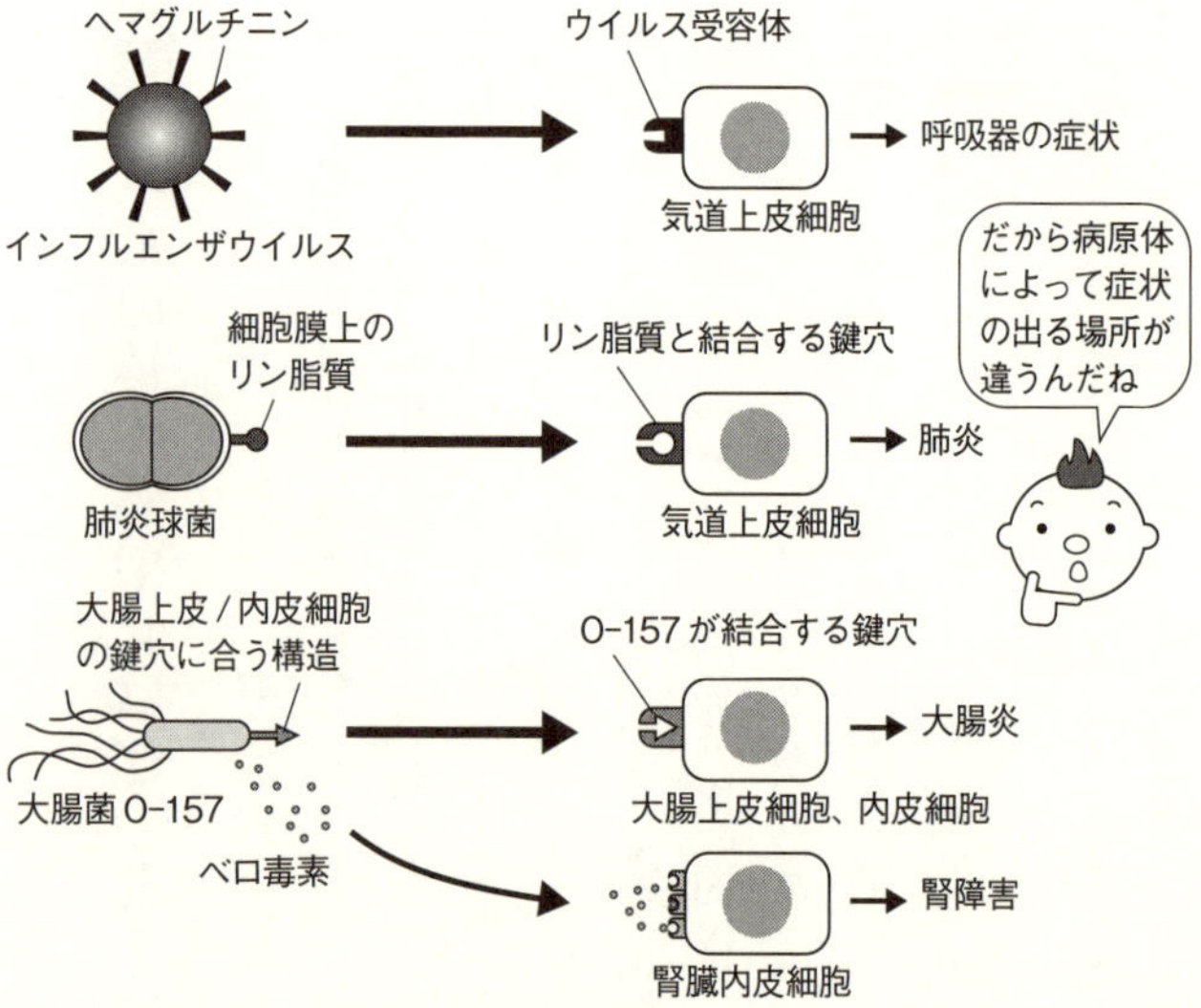

病原体は特定の細胞に感染することが多いが、これは、多くの場合、病原体上の特定の構造（鍵）が標的とする細胞上の特定の構造（鍵穴）に結合することにより起こる。また、病原体が作る毒素が特定の細胞だけに結合すると、その細胞だけが障害を起こすようになる

図1-7　病原体の感染先を決める機構

体）に「鍵」と「鍵穴」の関係で結合します。この糖鎖構造は気道の上皮細胞以外には存在しないので、インフルエンザウイルスはもっぱら気道に感染して、一方、膀胱や肝臓などの他の臓器には感染しないのです。

　肺炎球菌は、外側に細胞膜があり、その上にリン脂質とよばれる構造が存在し、気道上皮細胞上の特定の構造に結合します。これも「鍵」と「鍵穴」です。さらに、この細菌からはこの接着や感染の進行を促進させるような、いくつかの物質が出されているので、気道から肺へと感染が進むようになります。

一方、大腸菌の一種であるO－157の場合は少し違うようです。O－157は、ウシ、ヒツジ、ブタなどの大腸に棲みついていることがあり、これらの動物の糞で汚染された食品を食べると、O－157がわれわれの大腸に入り込み、そこで上皮細胞や内皮細胞を含むさまざまな細胞に感染するようになります。ここには何種類かの「鍵」と「鍵穴」が働いているようです。

そして、O－157は普通の大腸菌とは異なり、ベロ毒素とよばれる強力な毒素を作ります。この毒素は血管の内側を覆う内皮細胞に強く結合して破壊するので、血管から血液が漏れやすくなり、毒素は大腸から全身を巡るようになります。そして、この毒素は腎臓の細胞にも強く結合するので、腎臓の細胞を破壊して腎臓が機能しなくなり、腎不全という困った状態が起こります。つまり、インフルエンザの場合とは異なり、感染する細胞が何種類かあるのですが、作る毒素が特定の細胞に結合するので、特定の臓器が障害を受けることになります。

15 マスク、手洗い、うがいなどはどの程度有効か？

それでは、感染を人工的に防ぐ方法にはどのようなものがあるのでしょうか。

冬に日本を訪れる海外の人たちが驚くのは、マスクを着用している人の割合が非常に大きいことです。では、マスクは病原体の侵入予防にどのくらい効果があるのでしょうか。２００９〜２０１１年、イギリスで行われた調査では、インフルエンザに関する限り、マスク着用だけでは予防効果はほとんどないか、きわめて低いという結果が出ています。[※9] また、同様の結果が日本で行われた小規模研究においても確認されています。[※10] さらに、世界保健機関（ＷＨＯ）発行の感染予防マニュアルには「マスクによる上気道感染の予防効果にははっきりとしたエビデンスがない」と書かれています。[※11]

これは、ウイルスとマスクの網目の大きさを考えてみたら、当然ともいえます。というのは、インフルエンザウイルスの直径は０・１マイクロメートルぐらい、一方、通常のマスクの網目は10マイクロメートル以上だからです（図１-８）。つまり、マスクの網目はウイルスの１００倍以上も大きいのです。したがって、空気中を漂うウイルスをマスクだけで防ごうとするのは無理です。ただし、くしゃみのように、飛沫の中にウイルスが含まれている場合には、マスクが飛沫をひっかけてくれる可能性があります。しかし、感染した人のくしゃみを直接浴びるようなことは少ないので、実際のマスクによる感染予防効果はかなり低いものと考えていいでしょう。

一方、マスクをすると口と鼻が覆われるので、ある程度の保温・加湿効果が得られ、ウイルスは温度・湿度が高くなると活性が低くなることから、マスクも役に立つのでは、という意見もあります。しかし、マスクによるウイルス遮断効果がそもそも非常に低いことから、保温や加湿効

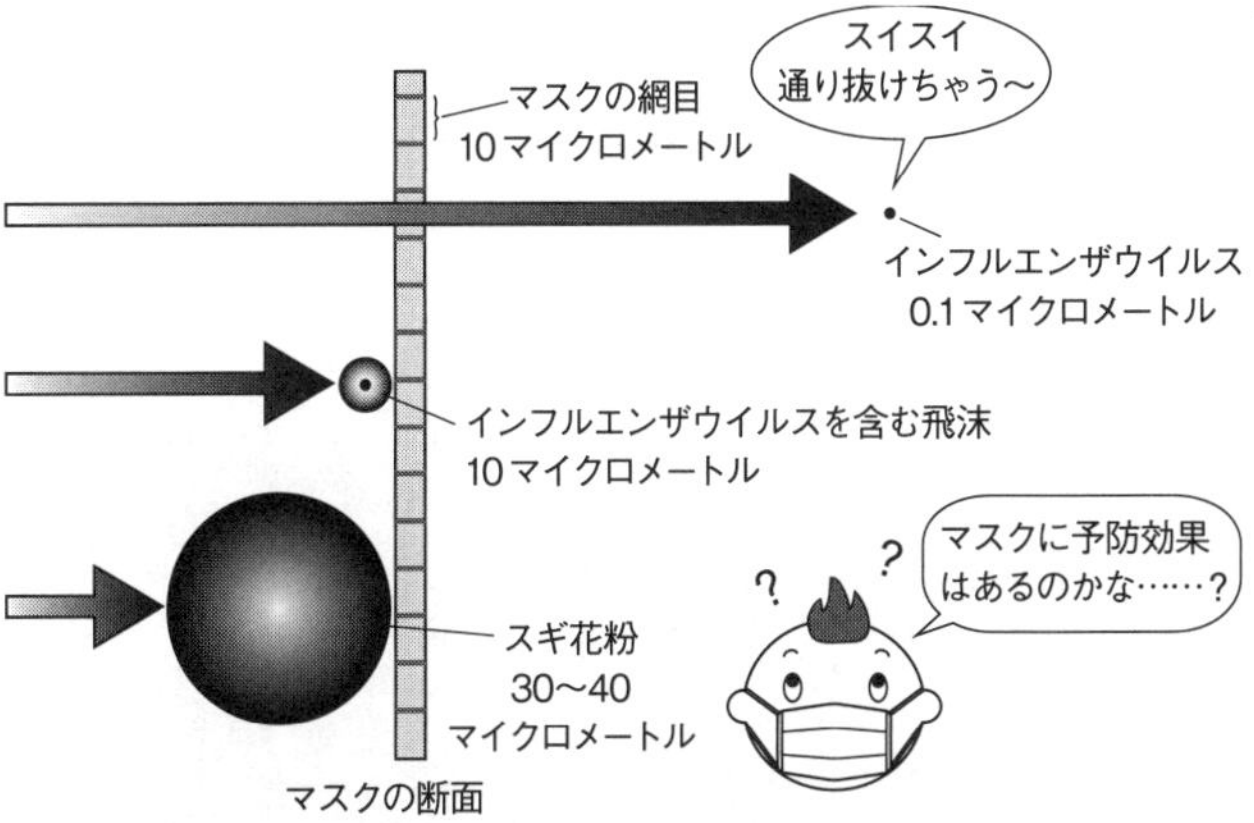

マスクの網目の大きさとウイルスの大きさを比べると、空気中を漂うウイルスをマスクで防ごうとするのは無理なことがわかる

図1-8　ウイルスはマスクの網目を楽々、通り抜ける

果でウイルスの数が少々減っても、それが果たして感染予防にどの程度効果があるかは疑問です。

これとともに最近、テレビなどでは、ウイルスはいろいろなものの表面に付着しているので、知らずにウイルスが手や指につき、その手で口や鼻を触ると上気道感染が起こりやすくなる、一方、マスクをするとその確率が下がるのでマスクにはそれなりの意味がある、という議論がなされています。しかし、２０１０年に出たＷＨＯのウイルス拡散予防の資料によると、インフルエンザウイルスが手に触れると、５分以内にその感染力が１００分の１から１０００分の１と、大きく減るとのことです。[※11] また、前述したごとく、マスク着用だけでは上気道感染の予防効果は非常に低いことがわかっているのですから、汚染された手や指で口や鼻を触らなくなることの重要性は果たしてどのくらいあるかは疑問です。私の目から見ると、もしマスクに効果があるとすれば、くしゃみの飛散をある程度防げるので、他人に対してウイルスをまき散らす機会が減る、つまり、他人に風邪をうつしにくくなる、というぐらいのものだと思います。他人からもらうのを防ぐ意味は低いでしょう。

実際、厚生労働省の「インフルエンザ総合対策」には、「咳・くしゃみが出る時は、他の人にうつさないためにマスクを着用しましょう」と書かれ、他人からうつるのを防ぐ意義については触れられていません。※12 一方、テレビや新聞では、冬になると「人混みに出るときにはマスクを」と決まり文句のように繰り返し、実際に多くの人々が日本ではウイルスをもらうのを防ぐためにマスクを着用していますが、私から見ると、その意義はかなり疑問です。

ここで、用語の説明です。気道とは空気の通り道のことで、そのうち、鼻腔から喉頭までを「上気道」、一方、気管、気管支、肺までを「下気道」とよびます。「風邪」とは、上気道に炎症が起こった状態です。一方、上気道で炎症が止まらないと、やがて下気道にも炎症が広がっていきます。たとえば、ヒトインフルエンザウイルスは通常上気道の上皮細胞に感染しますが、多くの場合、これは自然免疫、獲得免疫によって排除され、炎症は上気道に限られるのが普通です。

しかし、上気道で炎症を抑えられなかったときには、下気道まで炎症が波及して、いわゆる肺炎になります。先に述べたように、ヒトインフルエンザウイルスが感染するための鍵穴を持つ上皮細胞は上気道に多く存在しています。しかし、２０００年前後に世界中で流行った高病原性鳥インフルエンザウイルス（H５N１）の感染では、下気道への直接的な感染が起こり、多くの肺炎患者が出ました。なんと、鳥インフルエンザが持つ鍵に対する鍵穴は、上気道ではなく下気道の上皮細胞に多く存在していたのです。このために、鳥インフルエンザウイルスは、下気道に直接感染して、肺炎を起こしたと考えられています。

では、うがいはどうでしょう？　実は、うがいの効果も諸説紛々です。うがいの有用性を示すとしてよく引用されるのが、日本のGreat Cold Investigatorsと名乗るグループによる研究です[※13]。彼らは、３８７人の健常人を、①一日3回、約20㎖の水道水で15秒間うがいをする、②一日3回、約20㎖のうがい用のヨード水で15秒間うがいをする、③自分が普段やっているようないつものうがいをする（対照群）、という3群に分け、その後、60日にわたってそれぞれの群が上気道感染を起こした率について観察しました。上気道感染とはいわゆる「かぜ症候群」のことで、咳、鼻水、喉の痛み、鼻づまりなどの症状が現れる病気のことです。この研究では、上気道感染の有無は、主に被験者の自覚症状に基づき、それを一人の医師が確認したとのことです。ただし、明らかな発熱やからだの痛みがありインフルエンザが疑われる患者は、この調査の対象から外しました（実は、これが後で大事な点になります）。

結果は、興味深いものでした。水道水でうがいをした群のみ、対照群と比べて、上気道感染を起こす率が約3割減り、ヨード水でうがいをした群では対照群と有意な差がなかったのです。本来ならば水道水より消毒効果が強いはずのヨード液で期待する効果がなかったということについては、一つの可能性として、ヨード水が口腔内の常在菌まで殺してしまったからかもしれないと、この研究グループは解釈しています（後で述べるように、口、腸、皮膚などにいる常在菌はからだの抵抗力を高める働きがあるので、あまり強い消毒はかえってよくない可能性があります）。いずれにせよ、この結果は、もしかして、うがいをきちんとすれば、風邪の予防に有効かもしれない、と思わせるものです。

実際、このデータはいろいろなところで引用され、日本呼吸器学会が風邪予防策としてうがいを勧める根拠にもなっています。[※14] ところが、話はどうもそう簡単ではないようです。というのは、なんと先に述べた同じグループの研究によって、つじつまが合わないことがわかってきたからです。

それは、同じ研究グループが、今度は上気道感染ではなく、インフルエンザ様疾患のみに絞って、同じデータを用いて解析してみたのです。この場合、インフルエンザ様疾患とは、明らかな発熱とからだの痛みをともなう上気道感染のことです（軽いかぜ症候群は含みません）。すると、インフルエンザ様症状を示す疾患のみに対象を絞った場合には、水道水でうがいをしても、ヨード

水でうがいをしても、その発症率には有意な差は見られなかったのです。[※15]

これらの報告を額面どおり読むと、うがいは、鼻風邪のような軽いものであれば予防効果があるが、インフルエンザ様疾患のようなより重い感染では予防効果はない、ということになりますが、そんなことがあるでしょうか。これはどう考えても不思議ですよね。これが、私が最初に「うがいの効果については諸説紛々」と書いた理由です。

そもそも、通常のうがいでは、うがい液は口腔内と喉の一部分にしか届かず、鼻粘膜、上気道の大部分や下気道にはまったくといっていいほど届きません。したがって、ウイルスを除去する効果には限りがあります。また、同じようなことですが、よく開業医に風邪の診察で行くと、ヨード液を含む殺菌液を喉に塗ってくれることがあります。しかし、殺菌液が効果を示すのは気道のほんの一部分だけで、しかも細胞の中に入ってしまったウイルスには殺菌液は届きません。したがって、これも「おまじない」的な要素が強い、といっていいでしょう。

これに対して、手洗いはどうでしょうか。ロンドンの研究者の報告によると、手洗いは、気道感染のリスクを2割程度下げるそうです。[※16] わずか2割程度しか下がらないのか、と思う方がおられると思います。私もこの論文を読んでそう思いました。でも、手洗いというのはおそらく、単独ではこのぐらいの効果のものなのだと思います。実際のところは「やらないよりやったほうがいいが、手洗いだけやっても他に病原体が侵入してくる道筋を絶たない限り感染は防げない」ということでしょう。そんなことから、前述のWHOのウイルス拡散予防のための資料でも、手洗いをする、アルコールなどの殺菌剤で消毒をする、部屋の温度や湿度を上げる、マスクをする、感染に対する教育をする、感染者には近づかない、ワクチン接種を受ける、など、いくつもの対策を立てることが必要であると書かれています[※11]。

これに加えて、日本のマスコミは、感染したかなと思ったら医療機関を受診するように、と勧めています。しかし、私の目から見ると、これは大いに問題です。というのは、実は感染していなかった人が感染を疑って慌てて医療機関に行くと、かえって感染をもらってくる可能性があるからです。さらに、後で述べるように、かぜ症候群やインフルエンザを治す特効薬は現在のところありません。したがって、医療機関に行っても特効薬をもらえるわけではないのです。この点については、第4章で再び触れます。

ここで、再び、用語の問題です。風邪に関連した医学用語には紛らわしいものがあります。まず、「風邪」、「感冒」と「かぜ症候群」の3つの言葉は、ほぼ同じ意味です。感染によって上気道の炎症が起こる病気のことを指します。症状としては、鼻水、鼻づまり、喉の痛み、咳、痰などが見られます。前述したようにかぜ症候群の約9割は、ウイルス感染によるもので、かぜ症候群のうちのインフルエンザの割合は多くて15%ぐらいです。もし、迅速テストなどで気道にインフルエンザウイルスの存在が証明できれば、その病気のことを、風邪ではなく、インフルエンザとよびます。この場合には、典型的には、発熱（38℃以上）と筋肉や関節の痛みが見られます。しかし、このような症状が見られていても、インフルエンザウイルスの存在が証明されないうちは、インフルエンザ様疾患とよび、インフルエンザとは区別をします。

1-6 からだには常に細菌が棲みついている——常在細菌叢

これまで、細菌を含む微生物がからだに入ると感染症になると説明してきましたが、実は、からだの特定の部位には、常に存在している細菌がいます。たとえば、われわれの腸の内側に存在する大腸菌、口腔内の連鎖球菌や、皮膚の表面に存在するブドウ球菌がそうです。このような、組織に常に棲みついている細菌のことを、あわせて、常在細菌叢とよびます。細菌の数からすると1000兆個にものぼります。われわれのからだの全細胞数が約37兆個ですから、それよりずっと多い数です。

最近、この常在細菌叢が外敵に対する組織の抵抗性を決めるのにとても大事であることがわかってきました。たとえば、細菌性下痢のときに抗菌薬をむやみに投与すると、かえって腸炎が悪くなることがあります。これは常在細菌叢を構成する細菌の数や種類が変わってしまうからです。1-2で、風邪の疑いだけですぐに抗菌薬を投与する日本の開業医の「悪しき習慣」について触れましたが、これも常在細菌叢を乱してしまう可能性があります。

どうも細菌というとすべてが悪いと思いがちですが、中にはからだに棲みついてからだに良いことをする細菌もいるのです。このような細菌のなかには、炎症を抑える役割をする細菌も存在するようです。この点、面白いのはアメリカで約80万人のこどもたちを調べた最近の調査です。[※17]生後6ヵ月以内に抗生物質投与を受けたこどもは、投与を受けなかったこどもに比べて4割ぐらいアレルギーを発症しやすくなっているとのことです。抗生物質投与により、アレルギーを抑える良い細菌が減ったり、消えたりしてしまったのかもしれませんね。

また、人工的にわざと常在細菌叢をなくした無菌マウスでは免疫系の発達が正常マウスに比べて悪いことから、常在細菌叢はからだの免疫系を刺激して、発達させる役割も持っていることがわかります。

それから、皮膚や腸管では、細菌が棲み込める場所は常在細菌により占められているので、有害な細菌が来ても新たには棲みつきにくく、常在細菌叢は有害な菌を遠ざけるという役目も持つことがわかります。さらに、一部の細菌、たとえば表皮ブドウ球菌はグリセリンを作り、皮膚のバリアー機能を促進するようです。このように、常在細菌叢はわれわれのからだにとって有用であり、大事な役割を果たしています。つまり、常在細菌叢は、この章の冒頭で触れた、物理的バリアー、化学的バリアーとともに、生物的なバリアーとして機能しているのです（図1-9）。

では常在細菌叢はどうしてその存在が可能なのでしょう？　前述したように、からだに病気を引

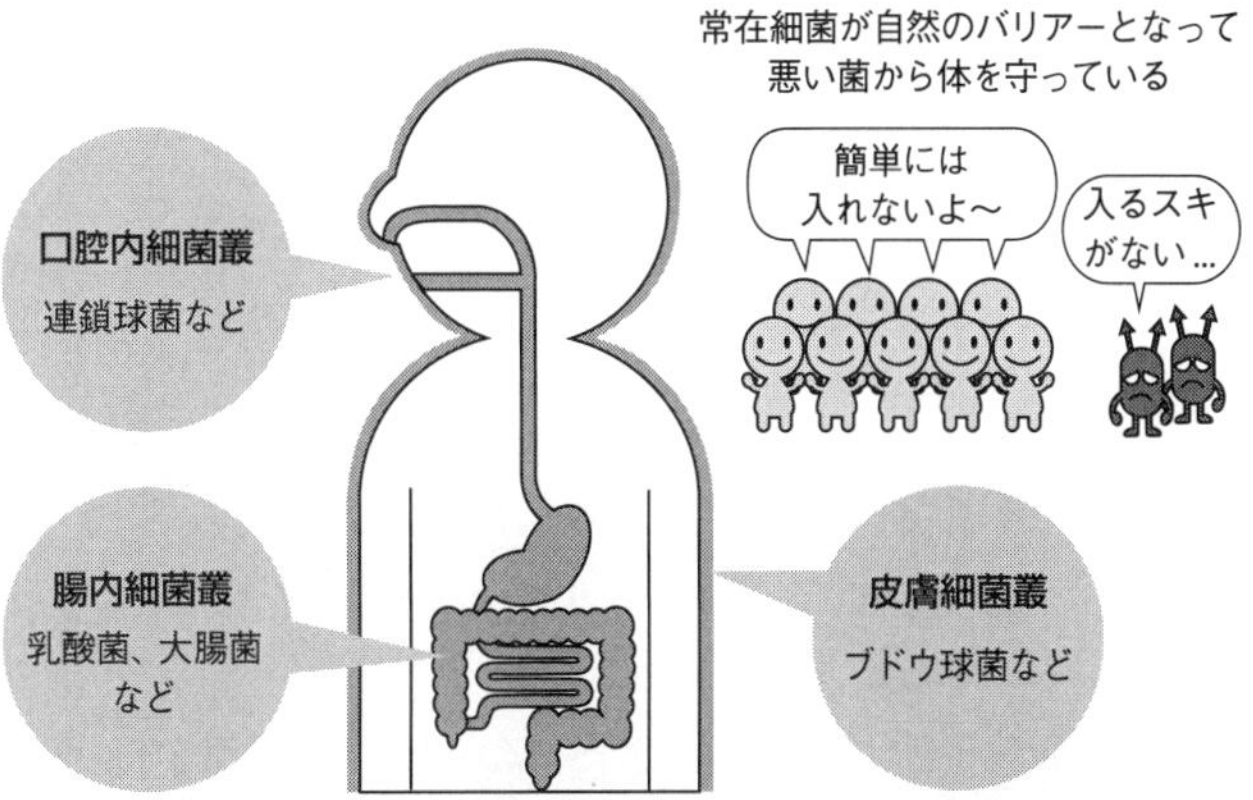

図1-9　常在細菌叢はからだにとって大事なもの

き起こす細菌が組織のバリアーを破ってからだの中に侵入してきた場合は、通常は、免疫系が活性化されて、細菌が排除されます。ところが常在細菌叢の場合には、からだの表層にだけ棲みついていて、からだの中に入ってこないのです。腸でも皮膚でも、粘液や上皮細胞が構成するバリアーが存在し、細菌はその上に乗っているのです（腸管は、口や鼻から取り込まれたものが到達する場所なので、皮膚と同様、外界ともっとも直接に接する組織であり、「内なる外」ともいわれる臓器です）。したがって、バリアーが壊れない限り、組織内に侵入できないようになっています。つまり、常在細菌叢は、免疫細胞とは容易には出会わないしくみになっているのです。また、上皮細胞は抗菌ペプチドとよばれる殺菌性のペプチド（アミノ酸が十～数十個つながったもの）を作っているので、万が一、細菌が侵入してきた場合には、抗菌ペプチドが細菌に直接働きかけて、細菌が増えないようにとブレーキをかけます。

このように、からだの表面や内腔には常に細菌が存在し、細菌の数からすると約1000兆個、重さにすると1kg以上もあるそうです。そして、常在細菌叢は簡単には体内に侵入しないしくみがあり、さらに、万が一体内に侵入した細菌に対してはそれを排除するしくみがあります。そうなると、最近はやりの「抗菌グッズ」など、どのくらいの意味があるのでしょうか？

われわれの手にも口の中にも無数の細菌がいるのですから、私の目からすると、抗菌グッズのようなものにはあまり意味がないのではないかと思われます。ウイルスを吸着するといわれる空気清浄機や、細菌やウイルスを殺すといわれるスプレーなども同様かもしれません。われわれのからだには常在細菌叢が存在し、これが大事な役割をしているのですから、むやみに世の中をきれいにしても仕方がないように思われます。もちろん、必要以上に不衛生な環境はまずいでしょうが。

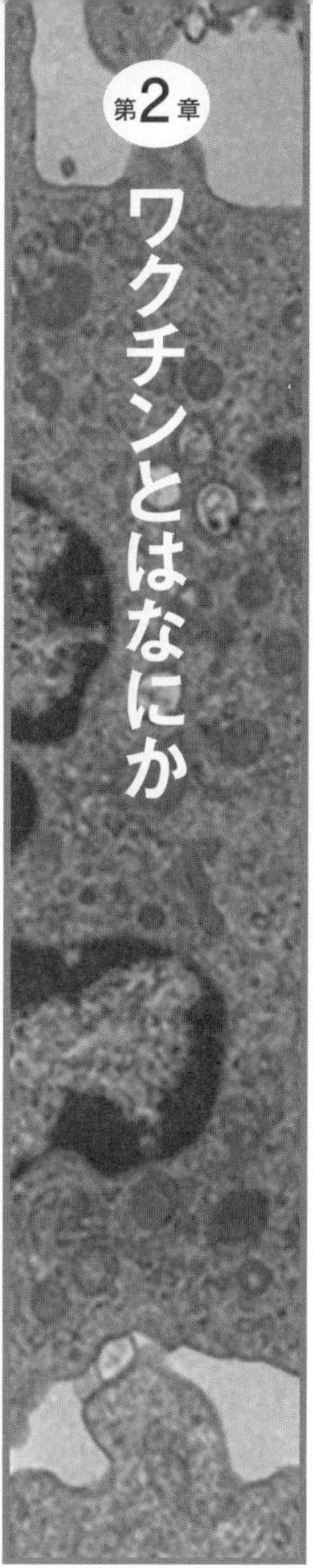

第2章 ワクチンとはなにか

第1章で述べたように、私たちのからだには病原体を追い出すための巧妙なしくみがあります。しかし、病原体の種類によっては、私たちのからだは必ずしもうまく反応できず、追い出すことができない場合があります。それが細菌やウイルスによって起こる感染症です。感染症は、これまでの歴史の中でわれわれの生活に大きな影響を与えてきました。たとえば、イギリスの研究者らによって書かれた『World Atlas of Epidemic Diseases』（伝染病の世界地図）という英語の本には、今から約140年前に南太平洋のフィジー諸島で起こった驚くべき「麻しん（はしか）の感染による悲劇」のさまが克明に書かれています。[※1] その一部を私なりにまとめてみました。

それは1875年1月のことであった。フィジーの王様とその息子二人がオーストラリアのシドニーを公式訪問し、その際、フィジー王が現地で麻しんにかかった。幸い、王はそのまま治ったが、すぐに王子二人が感染した。そして、彼らはその足で母国フィジー島に戻った。次の10日間、同国では、全島をあげてロイヤルファミリーの帰国を祝い、祝宴が何度も行われた。フィジーは多くの島からなるので、それぞれの島から多くの族長たちが首都のある島に集まり、宴が開かれたのである。宴が終わり、族長たちがそれぞれの島に戻ると、まさに燎原《りょうげん》の火の如く、あっという間に麻しんの感染がフィジーの国中に広がった。その結果、当時の人口約15万人のうち、なんと約4分の1にあたる約4万人が亡くなったのである。

これは、麻しんという感染症の感染力がいかに強いかを物語るものです。一方、今の世の中では起こりえないような話でもあります。というのは、現在は、当時よりも栄養・衛生状態がずっと良く（＝したがって、われわれの免疫力もずっと良くなっていて）、さらに、麻しんワクチンというものが存在し、われわれはその恩恵を享受しているからです。このワクチンの効果は非常に強く、2回の接種を受ければ、100％に近い人に免疫が得られ、その大部分の人たちはその後何年間も麻しんになることはありません。また、社会の多くの人がワクチンの接種を受けていると、その集団全体に免疫効果が得られ、麻しんが人々に広がる可能性が非常に低くなるのです。実際、国民の栄養状態が良く、ワクチン接種を含めた医療体制が整っている先進国では、麻しんの死亡率は、ほぼ0・1％程度と非常に低くなっています。[※2]したがって、現代の日本では、誰かが麻しんになっても、前述のフィジー島の悲劇のようになることはありません（しかし、この本を書いている2019年秋の時点では日本で麻しんの発生が少しずつ広がりつつあり、2020年東京オリンピックを前に気になる状態ではありますが……）。

それでは、ワクチンとはどのようなものなのでしょうか？

ワクチンとは、病原体あるいは細菌毒素の力を弱めたり、なくしたりした、人工的に作り出された製剤のことです。からだの免疫のしくみを呼び起こして、病原体に対する抵抗力を増強させます。感染症を未然に防ぐことを目的に作られるもので、感染症ごとに異なるワクチンがあります。第5章で詳しく説明するように、ワクチンは、からだの免疫のしくみである自然免疫系と獲得免疫系の両方を刺激することによって、その効果を発揮します。特に、獲得免疫に対しては免疫記憶を与えることにより、特定の病原体に対してただちに作動できるような「出動待機状態」を作り出します。

病原体による感染を防ぐためにワクチンを接種することを「予防接種」といいます。ただし、第7章で述べるように、最近は病原体感染とは関係なく、特定の状態を改善するために投与するワクチンもあります。がんワクチンがその例で、この場合には予防接種という言葉は使いません。

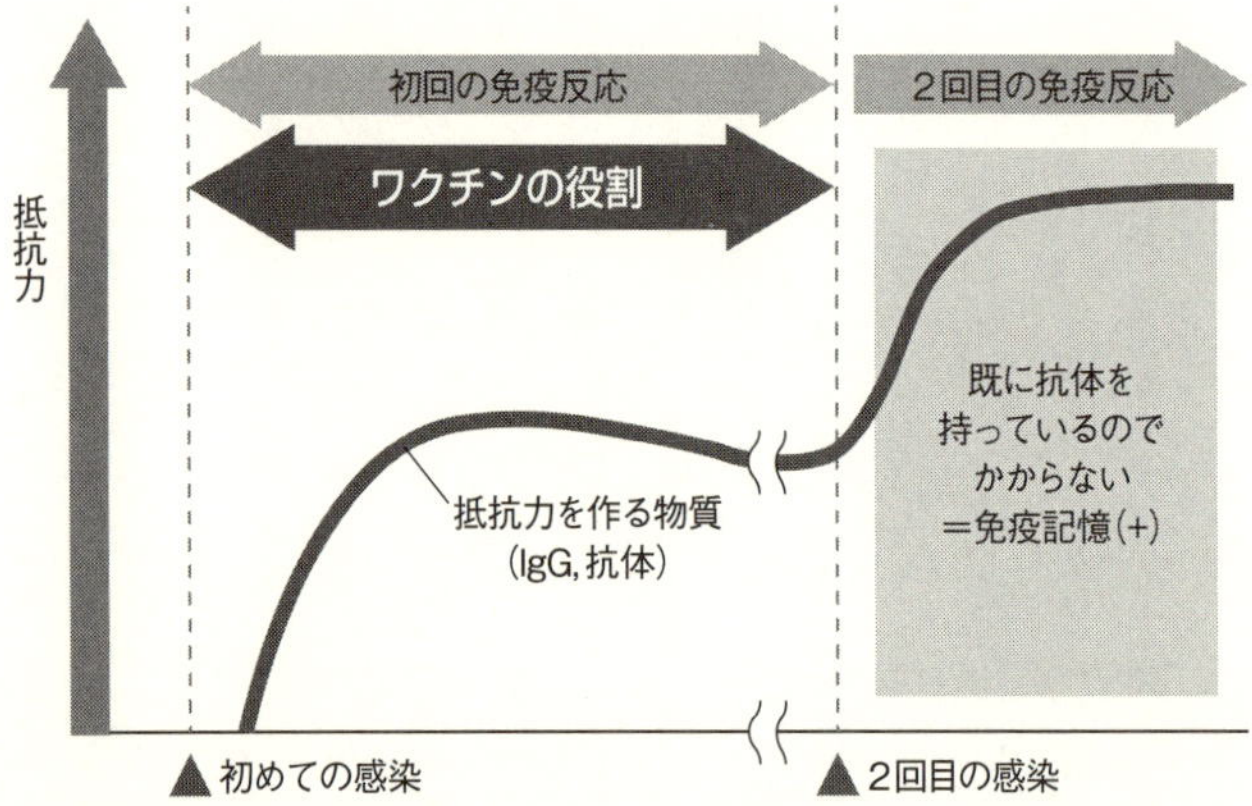

生ワクチンは、初回の感染を模したもので、病気にかかった場合と同様の効果（＝病気に対する抵抗力）を生み出そうとするもの

図2-1　ワクチンは病気に対する抵抗力を与える

図2-1は、病気に自然にかかった場合の免疫反応とワクチン接種によって得られる反応を一つの図に重ねて、その関係を示したものです。この図でわかるように、ワクチン接種とは、病気にかかった場合と同様の効果（＝病気に対する抵抗力）を生み出すことを目指したものです。

ワクチンは、英語でvaccineと書きますが、「vac」というのはラテン語の「ウシ」（Vacca）に由来し、ここにワクチンの歴史を見ることができます。

2-1 ワクチンのしくみ

ご存じの方が多いと思いますが、今のワクチンというのは、1796年、イギリスの開業医エドワード・ジェンナーが、「ウシの天然痘である牛痘由来の膿を人に接種すると、その人が天然痘にかからなくなる」ことを見つけたのに由来しています。実は、インドや中国では既に、16世紀から人の天然痘患者の膿を乾燥させて毒力を弱めてから別の人に接種をすると、その人が天然痘になりにくくなったり、軽度の感染だけで済んだりすることが知られていたようです。[※3]ところが、時に、接種を受けた人が軽度の発症で済まずにひどい天然痘になってしまい、死亡することがあったのです。

一方、ジェンナーは、乳しぼりの女性は牛痘にはかかるけれども、一度牛痘になると天然痘にはならないことに気づきました。そこで、彼は、天然痘患者由来の膿を使う代わりに、牛痘になったウシの皮膚の水膨れ（水疱）部分から得られた液をヒトに接種したのです。これが種痘といわれる方法で、ジェンナーはvaccine inoculation（ウシ由来物質の接種）とよび、ここからvaccination（ワクチン接種）という言葉が生まれました。その後、この方法が各地に広まり、以後、世界から天然痘患者は激減し、１９８０年、ＷＨＯ（世界保健機関）は地球上から天然痘が駆逐されたことを宣言したのです。

私が小さい頃に読んだ偉人伝では、ジェンナー先生は牛痘由来の液を自分の息子に接種したと書かれていて、「えーっ」と思ったのですが、実際は、使用人の息子に接種したのだそうです……これは、もっと、「えーっ」と思うような話ですが、当時の細かいことがわからない中での話なので、ここではそうであった、というだけにしましょう。

それと、驚くような話をもう一つ。ジェンナー先生は、牛痘を用いた種痘の効果を論文にまとめて、当時のイギリスのトップ科学専門誌の『Philosophical Transactions』に投稿したのですが、実験的証拠が不十分と判断され、査読者のコメントもつかずに、不採択となったそうです（投稿された論文は、通常は、2名の人が査読し、内容の是非についてコメントをつけ、編集長がそれを見て、採択、不採択を決めます）。これは、無名の開業医からの投稿論文だったからでしょうか、それとも、なにか別の原因があったのでしょうか。そのあたりの状況はよくわかりませんが、彼は仕方なく、新たにデータを加えて論文をまとめなおし、同じ雑誌に再投稿するかわりに、これを自費出版したのです。幸い、この論文が広く読まれたために、種痘という方法が世界に広まりました。※4

これは、今でいえば、ノーベル賞級の仕事がトップジャーナルで不採択にされた、というような話ですが、トップジャーナルの編集者や査読者が投稿論文の本当の価値を見ることができずに不採択にするというケースは、実は、今でもときどきあり、学者仲間ではそのような話が密かに飛び交うことがあります。私も国際的な学術誌の査読を依頼されることがありますが、大事な仕事の価値を見誤ることのないよう、気をひきしめないといけません。

ジェンナーが使った「天然痘ワクチン」は、牛痘ウイルスを含むウシの組織液で、感染した動物から得られたものでした。その後、フランスのルイ・パスツール（1822〜1895）やドイツのロベルト・コッホ（1843〜1910）らの研究により、細菌やウイルスを動物や試験管の中で人工的に増やす技術が確立されてきました。なかでも、パスツールは、病原体をヒト以外の動物種に接種すると、感染組織からその病原体が回収できること、そして、その病原体は元のものより感染力が弱まっていることがあるのに気づきました。そこで、彼は、狂犬病をウサギに感染させ、感染したウサギの脊髄を取り出し、乾燥させて用いることによって病原体の感染力をさらに弱め、これをヒトに接種しました。そして、このような操作を繰り返してさらに弱毒化を進め、最後には、生きた病原体が含まれるはずの新鮮な感染組織由来のものを接種することにより、ヒトにおいて狂犬病の感染を防げることを世界ではじめて示したのです。※5 これが1885年のことです。今でいう弱毒化した生ワクチンの開発の最初です。しかし、パスツールは、狂犬病の病原体がウイルスであることは知らず、病原体を含む物質で免疫をするとどのようにして免疫動物に抵抗力が生み出されるのか、その理屈についても理解はしていませんでした。

一方、ドイツのコッホの研究室に留学していた日本の北里柴三郎《きたさと》（1852〜1931）は、当時ヨーロッパで不治の感染症とされていた破傷風の原因菌を試験管内で培養することに成功しました。そして彼は、その培養で得られたろ過液の中に破傷風菌の毒素があると考え、ろ過液をウサギに投与してみました。すると、ろ過液の投与量が多いとウサギは死んだのですが、ろ過液を薄めたり、弱毒化したりするとウサギが生き残ることに気づきました。そして、さらに、生き残ったウサギの血清（血液を凝固させた後に得られる液体成分）を別のウサギに投与すると、そのウサギが毒素投与後にも生き残ることを見つけたのです。このことから、北里は、免疫動物の血清中には「抗毒素」（＝現在の「抗体」に相当する物質）ができていると判断しました。

そこで、彼は同じことを、破傷風と同様の重篤な感染症であるジフテリアのウサギへの実験的感染に応用してみました。この仕事には、かねてからジフテリアの研究をしていた同僚のエミル・フォン・ベーリング（１８５４～１９１７）の助けが必要でしたが、結果は、まさに北里の予想どおり、免疫ウサギの血清を投与すると、ジフテリア感染が見事に予防できたのです。その結果、１９０１年の第１回ノーベル生理学・医学賞がベーリングに授与されたのです。

しかし、なぜか、北里が受賞の栄誉に輝くことはありませんでした。これは、当時、共同受賞という制度がなかったせいでしょうか（事実、ノーベル生理学・医学賞の共同受賞は１９０６年までありません）、論文の筆頭著者が既にドイツで高名だったベーリングだったからでしょうか、それとも、何か別の理由でしょうか、いろいろいわれているようですが、本当のところはどうもよくわかりません。

その後、ベーリングと一緒に仕事をしたパウル・エールリッヒ（１８５４～１９１５）は、この抗毒素とよばれる物質が「抗体」であることに気づきました。つまり、病原体が「抗原」で、一方、それに対して抵抗性を付与できる物質が「抗体」であるという、いわば近代免疫学の基本概念を生み出したのです。エールリッヒはこれにより、１９０８年、ノーベル生理学・医学賞を受

1	はしか（麻しん）	8	破傷風	15	E型肝炎	22	ロタウイルス胃腸炎
2	風しん	9	A型肝炎	16	ポリオ（小児マヒ）	23	黄熱病
3	コレラ	10	百日咳	17	ダニ媒介性脳炎	24	日本脳炎
4	髄膜炎菌感染症	11	結核	18	ヒブ感染症	25	マラリア
5	インフルエンザ	12	B型肝炎	19	狂犬病	26	デング熱
6	ジフテリア	13	肺炎球菌感染症	20	水痘・帯状疱疹		
7	おたふく風邪（流行性耳下腺炎）	14	チフス	21	ヒトパピローマウイルス感染症		

表2-1　WHOがワクチンによって予防できるとあげている病気（VPD: vaccine preventable disease）の一覧

けています。

その後、ワクチンの開発は急速に進み、ペスト（１８９７年）、百日咳（１９２６年）、結核（１９２７年）、黄熱病（１９３２年）、発疹チフス（１９３７年）、インフルエンザ（１９４５年）、ポリオ（小児マヒ）（１９５２年）、日本脳炎（１９５４年）、はしか（麻しん）（１９６４年）、おたふく風邪（１９６７年）、風しん（１９７０年）、水痘《すいとう》（１９７４年）、肺炎球菌（１９７７年）、髄膜炎菌（１９７８年）、Ｂ型肝炎（１９８１年）、インフルエンザ菌ｂ型（ヒブ）（１９８５年）、Ａ型肝炎（１９９２年）、ロタウイルス（１９９８年）などに対するワクチンが次々と作られ、感染症に対するワクチンの有効性が確立されてきました。現在では、ワクチンで予防可能な病気のことをＶＰＤ（vaccine preventable disease）といい、ＷＨＯは、表２-１にある26の病気をＶ

PDとしています。なかには、まだ部分的にしか効果が得られないものもありますが、良い予防効果が得られるものが多く、これらのワクチンを世界中のこどもたちが受けられるようにとWHOが活動を続けています。

ここで、紛らわしい用語について説明します。VPDの表の中にヒブ感染症という病気がありますす。これはインフルエンザ菌によるものです。インフルエンザ菌は、インフルエンザウイルスと名前は一見似ていますが、まったく違うものです。

前者は細菌、後者はウイルスです。インフルエンザ菌は、学名は*Haemophilus influenzae*といい、19世紀のインフルエンザの大流行の際に原因菌として報告されたためにインフルエンザの名前がつきました。しかし、実際のところは、インフルエンザ感染を起こす菌ではありませんでした。

この菌の中でb型に分類されるものは、その頭文字がHibなので、ヒブとよばれます。乳幼児に髄膜炎や肺炎などの重い感染症を起こすことがあり、注意すべき細菌です。現在はヒブ感染症に対するワクチンがあり、市町村が主体となって実施する定期接種の中に含まれています。これについては第3章で述べます。

2-2 不活化ワクチンと生ワクチン——メリットとデメリット

これまで、ワクチンには、①生ワクチン、②不活化ワクチン、③トキソイド、という3つのグループのものがあるとされてきました。これに加えて、最近のテクノロジーの進歩により、④遺伝子組換えサブユニットワクチン、⑤多糖類-タンパク質結合型ワクチン、という新しいタイプのものができてきました。それぞれにメリットとデメリットがあります。

まず、生ワクチンです。生きた病原体を使っているので、「生」という言葉がついています。ただし、ホカホカの「生」で使うと、本当の感染が起こってしまう可能性があるので、病原体の感染性を人工的に低下させておき、それをワクチンとして使います。感染性を人工的に低下させる方法としては、病原体を弱らせるような条件で培養したり、あるいは遺伝子組換えによって病原体を弱めたりします。現在、このような弱毒化生ワクチンとして使われているのは、BCG、はしか、風しん、おたふく風邪、水ぼうそう（水痘）、などのワクチンです。これらのワクチンは、弱毒化病原体を含むので、体内に入ると、弱い感染を起こして、その結果、普通の感染に近い状態でからだの抵抗性が呼び起こされることになります。つまり、実際に病気が起こったときに近いかたちの免疫がつく（＝抵抗性が付与される）のです。これは大きなメリットです。

一方、このタイプのワクチンのデメリットは、病原体の感染力が少しは残っているので、ワクチンを受ける人の抵抗力が下がっていると、元の病気と同じような感染が起こってしまうことが稀にあることです。

たとえば、日本で１９６４年から２０１２年までこどもたちに使われていたポリオワクチンは、生のウイルスを弱毒化したものを飲むかたちのものでした。このワクチンは、健康な人たちにはうまく免疫を付与できて、この数十年の間に自然感染によるポリオは日本からほとんど消滅したのですが、一方で、ワクチンを飲んだ後にポリオが発症してマヒが見られた不幸なケースが、４４０万回の投与に対して１例程度の低い頻度[※6]ですが、実際にあったのです。予防のために打ったワクチンが病気を発症させては困りますね。また、飲んだこどもは大丈夫だったのに、大便から排泄されたポリオウイルスが病原性を復帰させて、まわりの家族が感染してポリオと同じ症状を発症することもありました（５８０万回に１例程度でした）。そんなことから、ポリオに関しては、２０１２年の後半からは、生ワクチンではなく、不活化した（＝ウイルスを殺した）ワクチンを注射で投与することになりました。

次に、不活化ワクチンです。病原体の感染する能力を失わせてから製剤化したものです。病原体の感染力を失わせる方法としては、熱を加えたり、紫外線を照射したり、ホルマリンやフェノールなどの薬剤で処理したりするなど、いろいろな方法があります。不活化ワクチンには、百日咳、ヒブ、日本脳炎、インフルエンザ、A型肝炎、不活化ポリオワクチン、などがあります。これらのワクチンは、病原体が不活化されているので病気を起こす可能性は低いのですが、まず最初にその病原体を試験管内や鶏卵などの中で生きたかたちで増やす必要があるので、製造に時間がかかります。

これらのワクチンの問題点は、体内で増えることがないので、一回だけの免疫では十分な抵抗力を付与することができないということです。このために、ワクチンの中に「アジュバント」とよばれる免疫増強剤を加えたうえで、数回の接種を行うのが普通です（たとえば、ポリオワクチンの場合、生ワクチンは2回の投与で済んだのですが、不活化ワクチンだと計4回の接種が必要です）。

アジュバントは英語でadjuvantと書き、もともとラテン語由来の言葉です。ad-は加える、-juv-は助ける、-antは物質を意味します。つまり、ワクチンと一緒に投与することによってワクチンの効果を助けてくれる免疫補助物質のことです。

アジュバントを加えると、ワクチンの免疫効果が強くなるので、ワクチンに入れる抗原の量を減らしたり、必要な投与回数を減らしたりすることができます。

一方、アジュバントは、からだの免疫のしくみ（特に自然免疫系）を強く刺激して局所に炎症性サイトカインを作らせることから、投与を受けた部位が赤く腫れたり、熱が出たり、時には全身性に発熱することもあります。これもデメリットです。しかし、アジュバントを加えないと不活化ワクチンの効果がよく出ないことから、現在は副作用の小さいアジュバントの開発が急がれています。

現在、ワクチンのアジュバントとしてもっともよく使われているのは、アルミニウム塩です。

アジュバント添加ワクチン	アジュバントの種類
A 型肝炎	アルミニウム塩
B 型肝炎	アルミニウム塩
ジフテリア、破傷風、百日咳の混合（DTaP、Tdap）	アルミニウム塩
ヒブ	アルミニウム塩
ヒトパピローマウイルス（HPV）	アルミニウム塩または AS-04（アルミニウム塩およびモノリン脂質 A）
肺炎球菌結合型	アルミニウム塩
A 型インフルエンザ（H1N1 株）	MF59（水中油型エマルジョン） AS-03（水中油型エマルジョン）

表2-2　アジュバント添加ワクチンとアジュバントの種類

他のアジュバントよりは副作用が小さいのですが、それでも注射部位に痛みが出たり、発熱や倦怠感をもたらすことがあります。現在使用されているアジュバント添加ワクチンの例を表2－2に示します[※7]。アジュバントの働き方については、第5章で詳しく説明します。

次に、トキソイドです。英語でtoxoidと書き、tox-は毒、-oidは擬似物、つまり、毒のようなもの、類毒素という意味で、病原体の毒素を化学物質で処理することにより、免疫を付与する能力だけは消さずに毒性を除去した物質のことです。ジフテリアや破傷風の発症予防に用いられます。ただし、感染自体を予防するのではなく、感染した病原体が作る毒素の働きを止めて、個体が病気になるのを防ぐのが目的です。トキソイドワクチンは、感染自体を防げないというのはデメリットですが、非常に強い免疫を長期間与えて病気を防ぐことができるので、この点は大きなメリットです。

次に、遺伝子組換えサブユニットワクチンです。病原体から感染に関わる遺伝子を取り出して、それを発現細胞とよばれる細胞株に導入し、その産物であるタンパク質サブユニットを作らせます（タンパク質はいくつかの分離できる構成成分からなることがあり、その一つ一つのことをサブユニットとよびます。つまり、タンパク質の一部分という意味です）。このタンパク質サブユニットを精製・処理することにより、ワクチンとします。B型肝炎や帯状疱疹のワクチンがこのタイプです。

メリットは、感染に関わるタンパク質サブユニットだけを用いるので、ワクチン自体には感染性がなく（＝病原体の複製に必要な部分が含まれていない）、また、発現細胞株だけがあればすべて試験管内でワクチンを作ることができるので（＝鶏卵などを用いて病原体を増やす必要がなく）、作製するのにあまり時間がかからないことです。

最後は、多糖類–タンパク質結合型ワクチンです。多糖類は、グルコース、ガラクトースなどの単糖がつながった構造を持っています。ある種の細菌では、その細胞壁に存在する多糖類に免疫反応を起こす能力があることから、これをワクチンとして利用することができます。このようなワクチンを接種すると、細菌の多糖類に対する抗体が体内で作られるようになり、その結果、細菌感染を防ぐことができます。

ただし、多糖類はリンパ球の中でもBリンパ球だけしか刺激できず、刺激されたBリンパ球は一時的にしか抗体を作ることができません。そこで、ある種のタンパク質を担体としてこの多糖類に結合させてやります（担体とは、他の物質を吸着・固定する土台となる物質のことで、この場合、タンパク質が多糖類を吸着・固定する土台となります）。すると、このタンパク質がTリンパ球を刺激し、そのTリンパ球がさらにBリンパ球の生存・分化を促すので、多糖類で刺激されたBリンパ球は長期間抗体を作ることができるようになります。この原理を応用したのが、肺炎球菌ワクチン、髄膜炎菌ワクチン、ヒブワクチンなどです。これらのワクチンは、不活化ワクチンの一種なので、比較的安全ですが、体内で増えることがないので、一回だけの免疫では十分な抵抗力を付与することができず、何度も投与することが必要です（多糖類－タンパク質結合型ワクチンも、厳密には不活化ワクチンの一種です）。以上のことをまとめたのが表2－3です。

ワクチンには、抗原溶液（病原体やその一部を含む液）やアジュバントの他に、防腐剤が入っているものがあります。細菌汚染を防ぐのが目的です。防腐剤を使用しているワクチンと防腐剤の種類をまとめたのが表2－4です。この中で、一時期、欧米で問題になったのが、チメロサールです。体内で分解されると有機水銀であるエチル水銀が生じることから、人体への影響が心配されたのです。しかしこれまでの調査では、チメロサールは、ワクチンで使用されている濃度では害は認められず、ワクチンの副反応の原因ではないと判断されています。ただし、このようなもの

	生ワクチン	不活化ワクチン	トキソイド	遺伝子組換えサブユニットワクチン	多糖類-タンパク質結合型ワクチン
特徴	生きたままの病原体の感染性（毒性）を人工的に低下させたもの	病原体を処理して、その感染する能力をなくし、免疫を付与する成分を残したもの。病原体の一部のみを使うこともある	病原体の毒素を処理して、免疫を付与する能力だけは消さずに毒性だけを除去したもの	病原体の遺伝子を操作して、発現細胞に導入し、感染に必要なタンパク質サブユニットを発現させる	病原体細胞壁の多糖類を精製し、これにタンパク質を結合させたもの
該当するワクチン	BCG、ポリオ、はしか、風しん、おたふく風邪、水ぼうそうなど	百日咳、ヒブ、日本脳炎、インフルエンザ、A型肝炎、ポリオなど	ジフテリア、破傷風など	B型肝炎 帯状疱疹	肺炎球菌、髄膜炎、ヒブ
メリット	・病気にかかったときと同様の免疫効果が得られる ・ワクチン効果が長く続く ・接種回数が少なくて済む	・感染を起こさず、安全 ・安定性が高いので、保存性が良い	・感染を起こさず、安全 ・免疫効果が高い ・安定性が高いので、保存性が良い	・感染を起こさず、安全 ・安定性が高いので、保存性が良い ・作るのに鶏卵を必要とせず、比較的短期で作れる	・感染を起こさず、安全 ・安定性が高いので、保存性が良い
デメリット	・稀に病気が発症することがある ・病原体を増やすのに鶏卵を使うことがあり、ワクチンの作製に時間が必要	・接種回数が多い ・ワクチン効果の持続が短い ・アジュバントを使うことが多いので、局所反応が強い	・病原体の感染自体は予防しない	・接種回数が多い ・ワクチン効果の持続が短い ・アジュバントを使うことが多いので、局所反応が強い	・接種回数が多い ・ワクチン効果の持続が短い ・アジュバントを使うことが多いので、局所反応が強い

表2-3　ワクチンの種類

防腐剤	ワクチン
フェノール	腸チフス、肺炎球菌多糖体
塩化ベンゼトニウム	炭疽
2-フェノキシエタノール	不活化ポリオ
チメロサール	一部のインフルエンザワクチン、百日咳・ジフテリア・破傷風混合ワクチン

表2-4　ワクチン中に含まれる防腐剤

が入っていないほうが望ましいことから、最近はチメロサールを含まないワクチンが次第に多くなってきています。

2-3 ワクチンはどのように接種するのか

ワクチンを投与する経路としては、皮下注射、筋肉注射、経鼻投与、経口投与などがあります（図2-2）。

注射の場合、日本では、ほとんどのワクチンは、皮下に注射され、筋肉内に注射されるものは一部のみです。これに対して、海外では、ほとんどのワクチンが筋肉注射により投与されます。皮下注射も筋肉注射もどちらも、静脈注射に比べて、投与物質が組織に溜まりやすく、ゆっくりと吸収されるのが特徴で、免疫系をゆっくりと持続的に刺激するのに好都合な方法なのです。

では、日本ではどうして皮下注射のほうがよく使われるのでしょうか。これには、歴史的な理由があるようです。それは1970年代のことですが、日本では、小児科医がしばし

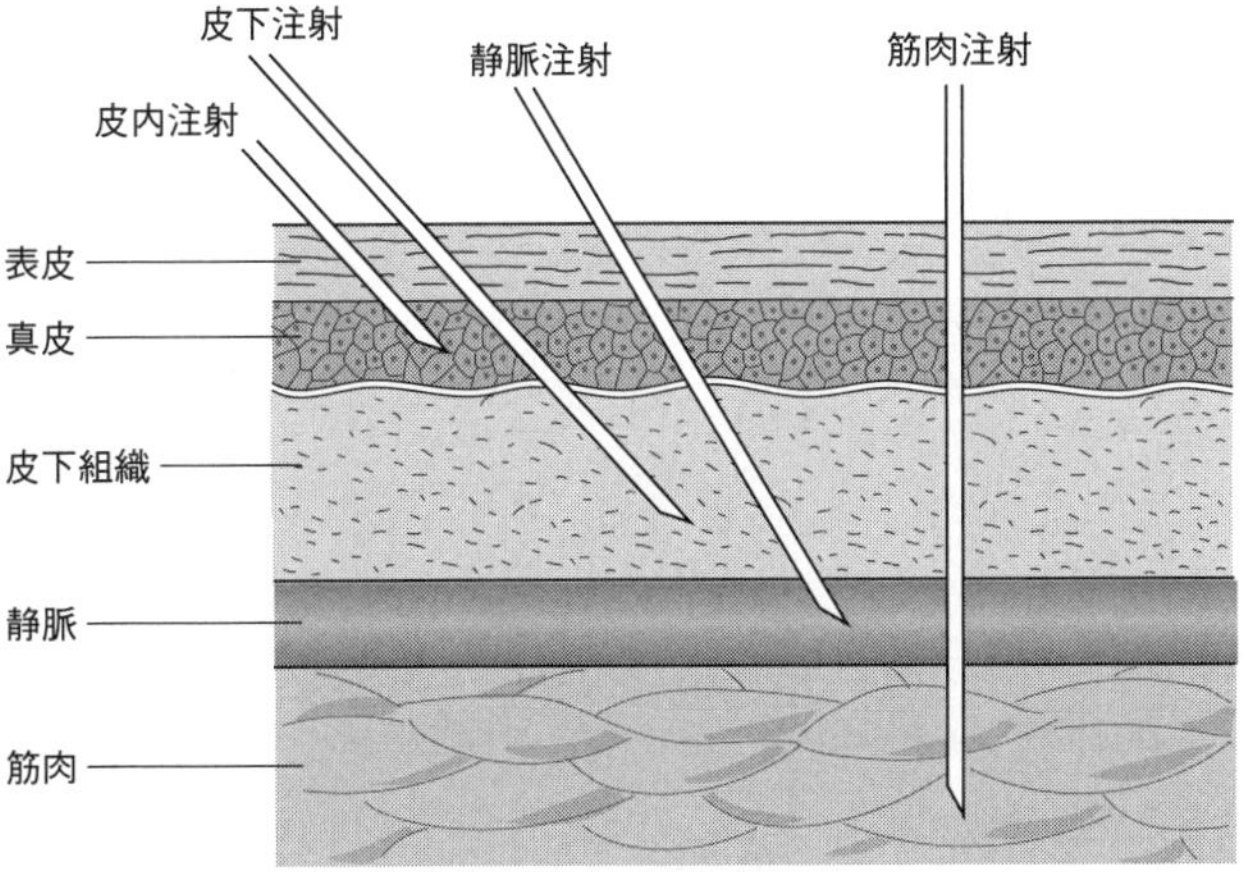

日本ではほとんどのワクチンは皮下注射だが、海外では筋肉注射がほとんどである

図2-2　ワクチンの投与経路

ば、浸透圧が高く酸性度が高い解熱剤や抗菌剤をこどもの大腿の筋肉に繰り返し注射したために、大腿の筋肉が傷つき、大腿四頭筋拘縮症（太ももの筋組織の損傷のために、筋肉が固く短くなって、うまく機能できなくなる状態）となる人が多数出て、社会問題となったのです。

それ以来、こどもの筋肉注射を避ける傾向があったのですが、最近は、免疫反応を呼び起こす力は筋肉注射と皮下注射で同程度であり、また、筋肉注射のほうが皮下注射に比べて局所反応が小さいことが指摘されています。筋肉注射のほうが皮下注射よりも皮膚から離れたところで反応を起こすので、皮膚の赤み、腫れ、硬結、肉芽形成のような局所反応が出にくいのです。この

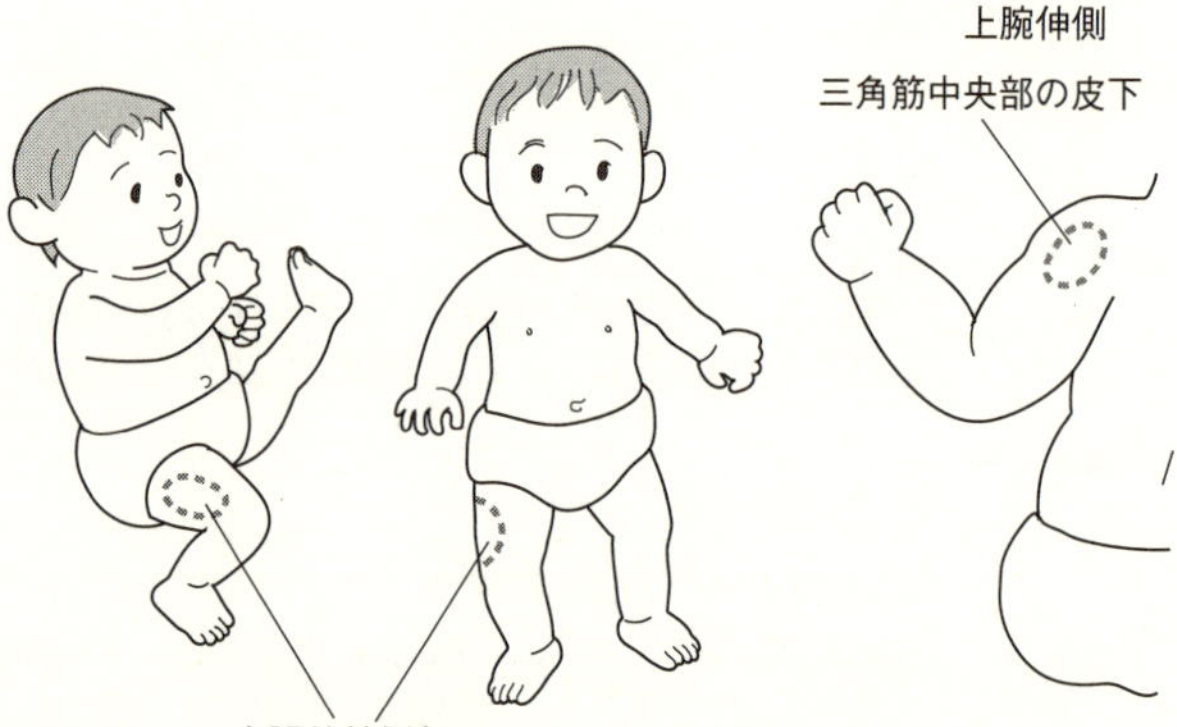

中野貴司著『予防接種コンシェルジュ』（※9）から引用、一部改変

図2-3　ワクチンの注射部位

点は、アジュバント（免疫増強剤）を含む不活化ワクチンでより顕著です。

それと、筋肉組織のほうが皮下組織に比べて容量が大きく少しだけ吸収が速いので、少々注射液の量が多くても大丈夫です（皮下注射だと2㎖ぐらいまでですが、筋肉だと5㎖ぐらい注射できます）。また筋肉だと、水性の懸濁液や油性の薬液も注射することができます。多くのワクチンのpHはほぼ中性で、浸透圧も生理的なものに近いことから、筋肉に注射をしても特に問題はなく、現在では、日本小児科学会から正しいワクチンの筋肉内接種法について詳しいガイドラインが示されています[※8]。

現在は、筋肉注射は、多くの場合、上腕部の三角筋あるいは大腿の前外側部に行います（図2-3）。一方、臀部（お尻）は、脂肪が多く、座骨神経のような大きな神経の通り道でもあるので、ワクチン接種部位としては適切でないとされています（脂肪組織は血管やリンパ管が少ないので、注射されたものがうまく吸収されません）。

皮下注射と筋肉注射とではどちらが痛いのか、聞かれることがあるのですが、どちらも神経が豊富な表皮を注射針が通過するので、痛みの程度はあまり変わらないと思います。むしろ、皮膚にどのように針を刺すかというほうが問題かもしれません。慣れた人がやると、ほんの一瞬でスッと皮膚に注射針を刺してくれるのであまり痛くないのですが、不慣れな人（下手な人）の場合には、ためらいがちに針を入れる傾向があり、そうなると痛みを感じやすくなります。

いずれにしても、注射はどのようにしても、少しは痛いのです。親がこどもに対して「ワクチンは痛くないから大丈夫」と言っているのを聞きますが、それは嘘です。「いい子にしていないと病院で注射してもらうよ」というのは、注射に対する恐怖感を与えるので、もっとだめです。むしろ、「ちくっとするだけですぐ済むよ」のほうがいいでしょう。それと、痛みについては、注射部位よりも、ワクチンの種類のほうが問題かもしれません。ある小児科の先生が書いていますが[※10]、注射の「痛い度」（＝こどもが泣く割合）は、不活化ポリオ、おたふく風邪、水ぼうそう、インフルエンザのワクチンは低く、肺炎球菌ワクチンは中程度、ヒブや子宮頸がんワクチンはかなり痛いのだそうです。おそらく、含まれる成分の違いによって、差が出てくるのでしょう。

2-4 ワクチンは誰が作り、どのくらいの費用と時間がかかるのか

ワクチンは、誰が作り、その開発・生産・販売にはどのくらいの費用と時間がかかるのでしょう。

日本では、ワクチンは、特定の会社が販売しています。これらのワクチンのうち、多くのものは国内生産されていますが、一部のもの（ヒブ、肺炎球菌、子宮頸がんに対するもの）は輸入に頼っています。

それでは、ワクチンの開発と製造に関する費用と手間はどのくらいのものなのでしょうか。まず、費用です。ワクチンの製造には巨額のお金が必要です。その理由の一つは、ワクチンの元となるウイルスや細菌を、常に一定の条件で、生の状態で増やすことが必要だからです。特に、ウイルスの場合は、それ単独では増殖しないので、ニワトリの卵や培養細胞に感染させて増やすことが必要です。ただし、同じ条件で一定の標準の品物を作るためには、厳格に規制・管理された環境と設備が必要です。

また、候補物質ができても、それが人体で期待どおりの免疫反応を誘発しない場合もあります。あるいは、誘発された免疫反応が十分でも、同時に有害な反応を起こすようでは困ります。

これらの効力試験や安全性試験は、はじめは動物で行われますが、良い候補ワクチンができて

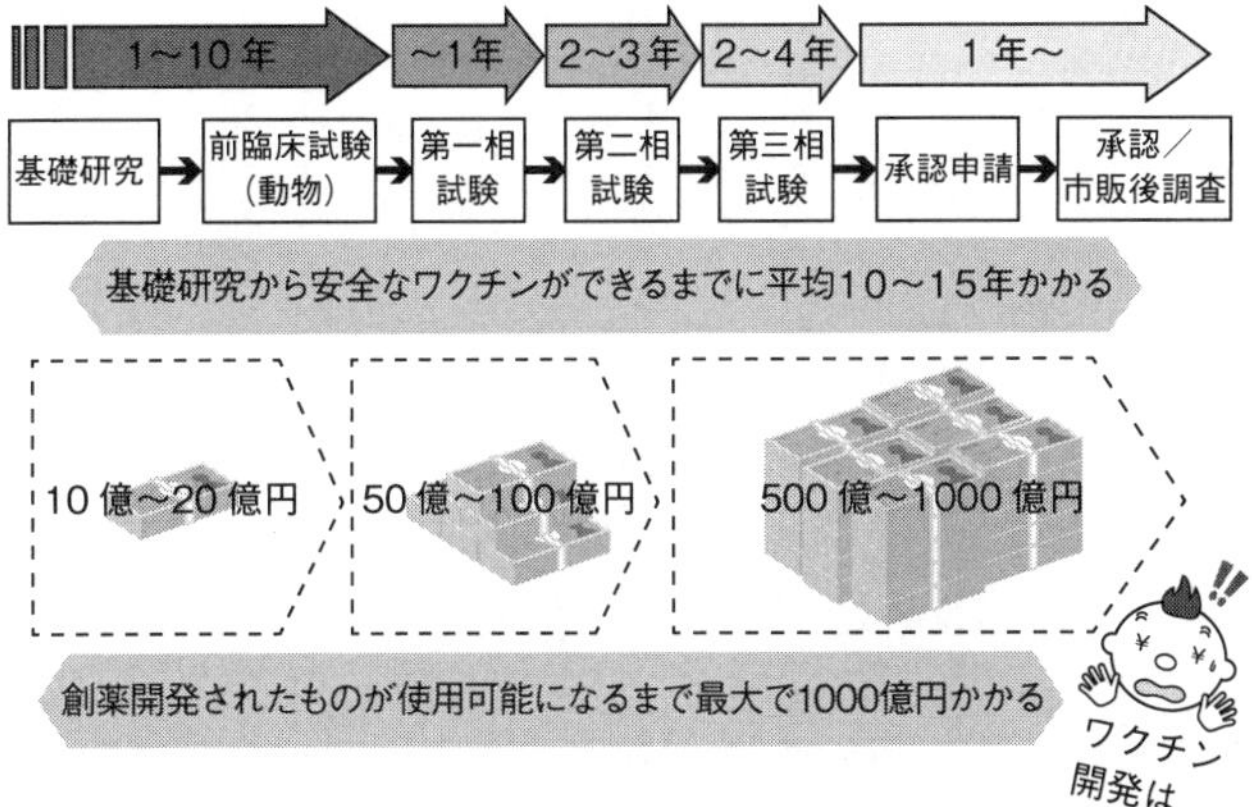

図2-4　ワクチンに必要な臨床試験

きたときには、ヒトでの臨床開発が必要で、段階的に被験者を増やしながら、第一相から第三相まで、三段階に分かれた臨床試験が行われます（図2-4）。

まず、最初の第一相試験では、100人以下の被験者が参加して1年以内で終えられる初期の安全性試験と免疫の強さを測る試験が行われます。ここで良い結果が得られると、次は第二相試験です。ここでは数百人の被験者が参加して再度安全性を調べるとともに、投与量を変えて免疫の強さを測ります。これには通常、2～3年が必要です。最後は第三相試験です。数千人の被験者が参加して大規模な安全性試験、有効性試験が行われます。通常、2～4年かかります。これらの臨床試験を行うだけで、数百億円の費用と数年の時間がかかります。

このようなことから、安全で有効なワクチンを作るためには、創薬開発の時点から計算すると、平均10～15年の年月と、最大で1000億円もの費用が必要とされています[※11]。

そして、いったん良いワクチンができても、それを工場で生産し、市場に乗せるには、さらなる時間が必要です。通常、ワクチンの原液を製造後、工場での品質管理試験とその後の国家検定に数十週かかります。そして、原液をバイアル（小瓶）に充填後、品質管理試験や国家検定のためにさらに、20週以上かかります。したがって、工場で作ったものが出荷可能になるまでになんと、1～2年もかかるのです（ただし、インフルエンザワクチンは、毎年、型が違うものを作らないといけないので、大急ぎで作ることが要求されます）。しかも、ワクチンの対象となる感染症の流行は、いつ勃発するかわからないので、メーカーとしてはワクチンの原液を一定量、貯めて持っていないといけません。ところが難点は、ワクチンの有効期間が短いことです。したがって、あまり多くの備蓄ができないという問題があります。

一般の医療用薬品は、未開封で適切な保存条件下であれば、3年ほどの有効期間があるのですが、ワクチンの多くは、1～2年しか有効期間がありません。しかも、この有効期間は検定に合格した日からではなく、原液をバイアルに充填した日からです。つまり製造に時間がかかればかかるほど、有効期間が短くなるということになります。

そんなことから、なかなか日本の大手の製薬会社が製造から販売まですべてを行うことはなく、小さなワクチン製造会社が作ったものを大手の製薬会社が販売するというパターンが多いようです。このような理由からか、世界のワクチン市場の中では、日本の会社は比較的マイナーな存在で、市場の約9割は海外の大きな製薬会社（メルク、ファイザー、グラクソ・スミスクライン、サノフィ）が占めています。

このように、ワクチンは作るのが非常に大変なのですが、いったん良いものができると、全世界で使われるようになり、非常に大きな恩恵をもたらします。たとえば、ある統計によると、2010年から2020年の10年間でワクチンによって救える人の数は推計2500万人とのことです。[※12]つまり、毎年200万以上の人の命を救うことができるということになり、これは実に素晴らしいことです。また、ワクチンは、製造会社にも大きな利益をもたらします。たとえば、2010年段階で、単独で1000億円以上の売り上げを持つワクチンがいくつもあったとのことです。[※11]

一つのワクチンを作るのに数百億～1000億円もの費用が必要と聞くと、ほとんどの人は、「えーっ」と驚きます。しかし、この例のあげ方が適当であるかどうかわかりませんが、一方で日本人はとんでもないところで巨額のお金を使っているのです。たとえば、パチンコ産業の売り上げは、なんと年間約15兆円というものすごい額なのですから。この額のすごさは、日本政府が出している科学研究費の年間総額約2100億円と比べてみるとわかります。つまり、パチンコ産業に注ぎ込まれているお金の額は、日本の科学者が政府からいただいている研究費の70倍以上もあるのです。この15兆円という数字を見ると、一つのワクチンを作るのにたとえ数百億円かかったとしても、私にはかかりすぎとは思えません。パチンコがどうのこうのというわけではありませんが、私個人としては、そこで使われるお金の一部でもいいから科学振興やワクチン開発に使えたら、どんなにいいかと思います。これによって、毎年いくつもの新しいワクチンを日本から世界に送り出せるようになる可能性があるのですから。

最後にもう一つ。ワクチンは、製造から販売までの間において、その安全性・信頼性について、十分な検査が行われることが必要です。日本では、まず、製造会社が自らの責任において試験・検査（自家試験）を行い、その後、（独立行政法人）医薬品医療機器総合機構（ＰＭＤＡ）、厚生労働省、国立感染症研究所がさらなる審査・調査を行います。そして、最終的に、実際に製造されたすべてのロットについて、国立感染症研究所がその有効性と安全性を確認し、これをパスした国家検定合格品のみが接種に用いられます。

ワクチンは、医薬品の一種ですが、普通の医薬品と異なるのは、病気の人に投与するのではなくて、健康な人に投与することです。しかも、投与・接種によって得られるのは、「病気にならない」という、実際には目に見えにくい結果ですので、その有用性が認識されにくく、しかも投与による副作用があると、社会的に大きな非難を浴びることになります。

『もうワクチンはやめなさい』[※13]という本の中で、母里啓子氏は、「薬は病気の人にしか売れないけれど、ワクチンはすべての人に売ることができる」ので、「ワクチンの宣伝に引用された論文にはデータ改竄や捏造の可能性がある」といっておられますが、他の医薬品に比べてワクチンに特にそのようなことがあるということはなく、むしろ、このような表現は、後で出てくる健康食品やサプリメントについてより適切に当たることではないかと私は思います。

第3章 ワクチンを接種する前に知っておきたいこと

公的なワクチン接種については、さまざまな規則があり、わかりにくいところがあります。また、ワクチンの効き目や副作用に関しては、種々の「風説」が流れ、何が本当なのか、はっきりしないところがあります。この章では、ワクチン接種を受ける前に知っておいたほうがいいことを項目別にまとめてみました。

3 1 定期接種と任意接種の違い

ワクチンには、「定期接種」と「任意接種」があります。

「定期接種」とは「予防接種法」という法律によって接種の対象や回数が決められているもので、接種の費用は、その全部あるいは一部が、自治体による公費負担となります。対象となる病気には、A類とB類があります（表3－1）。

A類疾病は、感染力の強いもの、あるいは致死率の高いもので、ジフテリア、百日咳、ポリオ、破傷風、麻しん、風しん、日本脳炎、結核、ヒブ感染症、小児の肺炎球菌感染症、ヒトパピローマウイルス感染症（子宮頸がん予防）、水ぼうそう、B型肝炎の13種類です。集団予防が必要な重要な感染症といってもいいでしょう。ただし、後で述べるように、ヒトパピローマウイルスに対するワクチンは、接種後の副作用の報告が多かったことから、厚生労働省が「接種の積極的勧奨の一時中止」という決定を行い、現在はそのままの状態となっています（ワクチンの副作用については、後で述べます）。

一方、B類疾病は、インフルエンザ、成人（特に高齢者）の肺炎球菌感染症の2種類で、個人での予防が期待されている病気です。ただ、この高齢者に対するワクチン接種は、高齢者の免疫反応が低下しているために、期待するほどの効果が得られない、という問題点があります。この点については、改めて述べます。

表3－2は、定期予防接種と任意予防接種のワクチンの違いを示したものです。もし、定期接種が原因で重い副作用が出た場合には、後に述べるように、「予防接種法」に基づく補償が行われる可能性があります。

「任意接種」は、前述の法律で決められた病気以外に対するワクチン接種のことです。費用は、

	ワクチン名	回数	標準的な接種期間
A類疾病	結核（BCG）	1回	5～8ヵ月
A類疾病	B型肝炎	3回	2～9ヵ月
A類疾病	ヒブ感染症	4回	初回接種は2～7ヵ月
A類疾病	肺炎球菌感染症（小児）	4回	2～15ヵ月
A類疾病	ジフテリア、百日咳、破傷風、ポリオ（DPT-IPV）：1期ジフテリア、破傷風（DT）：2期	初回1回、追加3回1回	1期初回は3ヵ月～1歳、追加は初回3回目終了後12～18ヵ月、2期は11歳
A類疾病	日本脳炎：1期 2期	初回2回、追加1回1回	1期初回は3歳、1期追加は4歳、2期は9歳
A類疾病	水とう	2回	1～3歳
A類疾病	麻しん：1期 風しん（MR）：2期	1回 1回	1期：1歳、2期：5～7歳未満のうち、小学校就学前の1年間
A類疾病	ヒトパピローマウイルス感染症（HPV）（2価） ヒトパピローマウイルス感染症（HPV）（4価）	3回	中学1年生の女性
B類疾病	季節性インフルエンザ	1回	65歳以上の者、60歳以上65歳未満で免疫力が低下している者
B類疾病	肺炎球菌感染症（高齢者）	1回	65歳以上の者、60歳以上65歳未満で免疫力が低下している者

表3-1　日本の予防接種制度におけるA類疾病とB類疾病

	定期接種のワクチン	任意接種のワクチン
予防接種法での規定	ある	ない
費用負担	原則ない	ある（一部地域によっては、一部または全額の費用負担がある）
副反応が起こった際の補償	予防接種法に基づく対応	医薬品医療機器総合機構（PMDA）の医薬品副作用被害救済制度による対応

表3-2　定期接種と任意接種の違い

原則、自己負担です。おたふく風邪、A型肝炎、狂犬病などが任意接種のワクチンです。

「任意」というと、「やりたい人だけがやればよいワクチン」と聞こえるように思いますが、実際は、これらの病気の予防には必要なワクチンだと、私は考えます。したがって、身近に感染した人がいるとか、海外渡航をするなどの時は、かかりつけの医師に相談の上、接種が必要かどうかを検討するのがいいでしょう。もし「任意接種」により重い健康被害（＝副作用）が出た場合には、医薬品医療機器総合機構（ＰＭＤＡ）という独立行政法人が持つ医薬品副作用被害救済制度での補償がありますが、「定期接種」の場合に比べて救済措置の給付額が低いのが問題です。このことについても、後で再度触れましょう。

3-2 ワクチンの接種スケジュール

昔はよく「赤ちゃんの免疫の力は弱い」といわれていましたが、実は、お母さんのお腹の中にいる間に、既に赤ちゃんの免疫系は発達し始め、生まれる頃にはかなり成熟したレベルにまで到達するのです。ただし、病原体に出会ったことがないので、免疫記憶がなく、このために、病原体が侵入してから免疫系がフルに活動するまでには一定の時間が必要で、この間に大量の病原体が入ってくると困ったことになります。

これに対応するために、赤ちゃんは、お母さんのお腹の中にいる間は、胎盤を介してお母さんからIgGという抗体を受け取ります。生後は、母乳を介して、お母さんからIgAという抗体を受け取ります。これらの2種類の抗体があいまって、病原体に対する防御役として働いてくれます。しかし、母親由来の抗体が働くのは一定期間であり、数ヵ月後には抗体は分解されて消えてしまうのです。また、母乳を十分にもらえない場合もあります。したがって、乳幼児の間は感染症予防策が特に必要です。これが、乳幼児が何度もワクチン（予防接種）を受けないといけない理由です。

日本では、生後2ヵ月からワクチンの接種を始めます。特に乳児期に重症化しやすい感染症に対するワクチンから先に行いますので、赤ちゃんはほぼ毎月、どれかのワクチン接種を受けることになります。ただし、日本では、生ワクチン接種後は4週間あけないと次のワクチンが接種できません。また、不活化ワクチンの場合は、次の接種まで中6日以上間隔をあけないといけません。そうなると、親はひんぱんにこどもを小児科に連れて行ってワクチン接種を受けさせないといけないことになります。

そこで、この手間を省くために、最近は、一回の通院で、複数のワクチンを同時に接種するという「同時接種」という方法が行われます（具体的には、単独のワクチンを約２・５センチ以上離れた場所に１本ずつ接種します）。

この場合、生ワクチンどうしでも、不活化ワクチンどうしでも、あるいは生ワクチンと不活化ワクチンの組み合わせでも、接種年齢になっていれば、同時に接種を受けることが可能です。たとえば、４つのワクチンだと、一回の通院で、４回注射することになりますが、別々に４回通院するよりはずっと手間が少ないことになります（どちらも注射自体の回数は変わりませんが……）。

最近は、この同時接種のほうが、なるべく早い時期から多くの感染症に対して免疫がつけられるようになるので、よく使われるようになってきています。欧米では６本から８本の同時接種は珍しくありません。

3　「同時接種は危険！」は本当に正しいのか？

ところが、この同時接種に対しては、多数のワクチンを同時に接種すると乳児の免疫系に負担がかかりすぎるとか、免疫系が驚いて混乱する、ということがよくいわれます。ワクチンは恐ろしいものであると主張する近藤誠氏は、同時接種の強い反対論者で、近藤氏の『ワクチン副作用の恐怖』[※1]（文藝春秋）という本には次のように書かれています。

「生後まもない時期から、生きた病原体やその死骸を接種するというのは、子どもの成長の観点からみて、どうなのでしょうか。／以前、ワクチンがなかった時代、生後六か月くらいまで、赤ちゃんはあまり感染症にかからなかったものです。これは胎内で母親から〝抗体〟をうけつぎ、母乳中の抗体ももらったからです。／そして生後、感染症にかかっても、一度に一種の病原体です。ひとつの病原体に感染して、免疫システムがそれに適合するよう働いて、システムがそれ以前より少し成熟したのちに、つぎの病原体がやってきて、また免疫システムが適合する。――これをくり返して、子どもの免疫システムは無理なく段階的に成熟していったのです。／ところが今は、生きた病原体やその死骸をワクチンによって強制的に体内に入れられてしまいます。しかも同時接種なので、多種の病原体に対するリンパ球がいっせいに働きだす。――それで免疫システムは混乱しないのでしょうか。（中略）以上を要するに、多種類ワクチンの同時接種はとても危険です」

さて、この記述はどの程度、正しいでしょうか？　最初の「生きた病原体やその死骸を接種すると子どもの成長に影響がある」かのように聞こえる記述は、おそらく、アメリカで問題になったワクチンと自閉症の関係のことを指していると思われますが、ここで示すように、ワクチンと自閉症の間にはまったく関係がなく、根拠のない記述です。

その経緯は次のようです。１９９８年、イギリスの胃腸専門医のアンドリュー・ウェイクフィールド氏が『ランセット』という世界中で読まれている医学専門誌に「麻しん（はしか）、おたふく風邪、風しんの混合ワクチン（麻しんのmeasles、おたふく風邪のmumps、風しんrubellaの頭文字をとってＭＭＲワクチンとよばれるもの）を接種すると、こどもの発達障害の一種である『自閉症』の発病が増える」と報告し、[※2]これが大きな反響を呼んだのです。しかし、その後、この論文のデータは捏造されたものであることがわかり、論文は『ランセット』誌から削除されるとともに、ウェイクフィールド氏は医師免許を剝奪されました。それにもかかわらず、ワクチンによって自閉症の発症が増えるという誤った理解が世界中に広がり、多くの人たちが信じるようになってしまったのです。そして、困ったことに、現在でも一部の「嫌ワクチン論」を唱える人たちの間では「ワクチン＝自閉症の原因」説が信じられています。しかし、その後の多くの研究からこのような可能性は既に否定されています。

また、近藤氏は「生きた病原体やその死骸を接種すると子どもの成長に影響がある」という表現を使っていますが、[※1]サイエンティフィックではありません。このような表現を聞くと、あたかも通常、乳幼児は病原体にはあまり曝《さら》されていず、一方、病原体に曝されるとその後のこどもの成長に影響があるかのように聞こえますが、実際は、外界にはさまざまな細菌やウイルスが存在し、なかには病原性を持つものがいくらでもいるのです。

さらに、母から子に飲ませる母乳の中にも多数の生きた細菌が含まれていて（多いときには1㎖あたり100万個）、それが実際にこどもの腸管に棲みついてこどもの腸管の微生物環境を形成するようになり、[3]これによりこどもの免疫系が発達していくことが知られています。つまり、母から子へは常に細菌の受け渡しがあり、それがこどもの免疫系を刺激して成熟させるのです。決して細菌は悪いことばかりしているのではなく、生きた細菌がこどもの免疫系の成熟に必要なのです。

また、腸管に細菌が棲み込めるスペースは限られていて、通常は、その場所が常在細菌叢によって埋めつくされています。したがって、腸管に病原性細菌が侵入してきても、しっかりと常在細菌叢が存在していると、簡単には腸管に棲みつくことができません。逆に、抗菌薬の乱用などで常在細菌叢が減ると、かえって病原性細菌が侵入しやすくなるのです。

さらに、免疫学者の目から見ると、近藤氏の免疫のしくみに関する記述、すなわち、「ワクチンの同時接種により多種の病原体に対するリンパ球がいっせいに働きだし、免疫系が混乱する……」[1]というのは、明らかに間違っています。私たちの免疫系は、たとえ一度に複数の病原体（あるいはワクチン）に曝されても、簡単には混乱しないという事実が長年の基礎医学、臨床医学の研究によって既に積み上げられているからです。稀に例外的なケースはあるものの、免疫系には内在的なブレーキシステムが多重に存在していて、暴走が起こりにくいようなしくみになっているのです。

また、1種類の病原体には限られた数のリンパ球しか反応しません。5種類の病原体あるいはワクチンに対してはその5倍の数のリンパ球が働き出すだけです。決して免疫系全体が一度に動くのではありません。たとえ、今あるワクチンを10個まとめて接種しても、免疫系にかかる負担は非常に小さく、影響を受ける細胞はおそらく免疫系全体の0・1％にもならないでしょう。これについては、第5章で、免疫系の働き方を説明しながら、さらに説明します。

ただし、これも後で述べるように、免疫反応は千差万別で、個人差が非常にあります。非常に大きな集団のなかには、変わった反応性を持った個人がいる可能性も否定はできません。

そこで、非常に多数の人を対象とする疫学的アプローチによって、この同時接種の問題を調べたら、どうなるでしょうか。これについては、海外でかなりの数の報告がありますが、私が知る限り、ワクチンの同時接種によって重い副作用や事故の頻度が増えたというエビデンスはありません。「いや、海外でトラブルがなくても、日本では別だ」という議論もありますが、現在のところ、「これまでワクチンの安全性や効果において、大きな民族差があることは認められていない」というのが専門家の間で得られているコンセンサスです。この点については、第4章の子宮頸がんワクチンのところでさらに説明しましょう。

3-4 良く効くワクチンと効きが悪いワクチンはあるのか？

ワクチンに関する質問の中で、しばしば出てくるのが「効きのいいワクチンとそうでないワクチンがあるのですか」というものです。答えはイエスです。ワクチンには非常に効果が高いものとそうでないものがあります。

このワクチンの効果を示す客観的な数値が「ワクチン有効率（vaccine efficacy; VE）」といわれるもので、次の式で計算されます。

VE ＝（非接種者罹患率－接種者罹患率）／非接種者罹患率×100

あるいは、

VE ＝（1－接種者罹患率／非接種者罹患率）×100

ただし、この式を見ただけでは少しわかりにくいでしょうから、インフルエンザを例にとって、具体的に説明してみましょう。たとえば、一定期間において、インフルエンザワクチンを接種した人１００人（接種者）と接種しなかった人１００人（非接種者）を比べてみます。もし、接種者中でインフルエンザにかかってしまった人が20人いたとすると、接種者罹患率は20％です。

一方、非接種者100人中、インフルエンザにかかった人が50人いたとすると、非接種者罹患率は50％となります。これを右の計算式にあてはめると、VE＝（1－20／50）×100＝60となり、このワクチンの有効率は60％ということになります。別の言い方をすると、「ワクチン接種を受けずに発病した50人の60％、すなわち30人は、接種をしていれば発病を防げた」ということになります。

ところが、このワクチンの有効率については誤解されることが多く、「有効率60％とは、ワクチン接種者の60％が罹患しないこと」という解釈をされることがあります。でも、これは間違いです。正しくは「ワクチン非接種者の60％はワクチン接種をしていたら罹患をまぬがれた」ということを指します。このワクチン有効率は、ワクチンによって大きく異なります。たとえば、はしか（麻しん）のワクチン有効率は90％をはるかに超え、2回接種ではほとんどの人に免疫がつき、はしかにかからなくなります。

一方、インフルエンザワクチンは、効きの悪いものの代表であり、年によっては30％程度ときわめて低いことがあります。この大きな原因は、後でも述べるように、インフルエンザウイルスの場合、毎年、次から次へとウイルスが変異をするために、ワクチン接種によっていったんできた免疫が変異をしたウイルスに効かなくなる、ということがあります。さらに、もう一つの大きな原因として、インフルエンザワクチン自体の効果があまり高くなく、ウイルスの変異がなかったとしても、他のワクチンに比べて、その有効率がかなり低い、ということがあるようです。

しかし、残念なことに、このワクチンの効きの強さを規定する因子が何であるのかについては、あまり研究が進んでおらず、まだよくわかっていません。一つ可能性があるのは、ワクチンとして用いられている病原体成分が、そもそも弱い免疫しか起こさないようなものであることで、もっと強い免疫反応を起こしうる未知の病原体成分が実は存在するのかもしれません。これについては、第5章でもう少し説明したいと思います。

3-5 ワクチンの効果はどのくらい続くのか？

次に、ワクチンの効果の持続期間についてです。いったいワクチンの効果はどのくらいの期間、続くのでしょうか。これもワクチンによって大きく異なります。表3-3は、最近、アメリカの科学記者のジョン・コーエン氏が『Science』誌に書いた記事[※4]からまとめ直したものです。

ここでいう「効果持続期間」とは、ワクチンの当初の効果が50％以下に減弱する時間のことです。これを指標にすると、ワクチン効果が、非常に長く持続するものと、逆に非常に短いもの、そして、その中間のもの、と分けることができます。

たとえば、破傷風、風しん、麻しん（はしか）、ジフテリアなどに対するワクチンの効果は、50年以上持続し、今、問題になっている子宮頸がん（HPV）ワクチンでも30年以上の効果があるようです。また、おたふく風邪ワクチンの効果は、これよりも短く、20年程度と推測されています（ということは、こどものときに接種したワクチンの効果は、大人になると半減あるいはそれ以下になっているということになります）。

一方、百日咳ワクチンは3年程度と短く、インフルエンザワクチンに至っては、その効果はなんと4ヵ月程度という短さです。つまり、秋にワクチンを打つと、実際にインフルエンザが流行る季節（冬）の後半ではその効果はかなり薄くなってしまっているという可能性があります（これについてはインフルエンザのところで改めて触れます）。

ワクチンの種類	効果持続期間
破傷風	＞50年
風しん	＞50年
麻しん（はしか）	＞50年
ジフテリア	＞50年
HPV（子宮頸がん）	＞30年
おたふく風邪	～20年
百日咳	～3年
インフルエンザ	～4ヵ月

表3-3　ワクチンの効果持続期間

どうしてこのような大きな差が生まれるのでしょうか。実は、その理由はほとんどわかっていないのです。

現時点でわかっているのは、たとえば、ワクチン接種によって体内に病原体特異的なメモリー・リンパ球（特定の病原体に出会ったことを覚えているリンパ球）とよばれる細胞ができて、この細胞が体内で生き続けると、免疫学的記憶が持続して、ワクチン効果も続く、ということです。しかし、どのようにしてメモリー・リンパ球が体内で生み出され、どのように維持されているのか、そのメカニズムについてはわからないことばかりです。

3-6 集団免疫の大きな効用

ワクチン接種が広く勧められる理由は、個人が免疫を獲得して特定の感染症になりにくくなるということだけでなく、ワクチンを接種する人が増えると、コミュニティの中で感染しない人の数が増えるために、その感染症に対する接触の機会が減り、結局、そのコミュニティにいる人たち全体がその感染症にかかりにくくなるからです。

すなわち、ワクチン接種により、「個人」が守られるだけでなく、「集団（社会）」も守られるようになるのです。この現象のことを「集団（社会）免疫」といいます。

これを、おたふく風邪を例にとって、説明しましょう。

図3-1に示すように、ある集団で誰もおたふく風邪ワクチンの接種を受けていず、免疫を持つ人がいないときには、おたふく風邪はすぐに集団全体に広がります。また、一部の人だけがワクチン接種を受けて免疫を持つ場合には、それ以外の人たち、すなわち、ワクチン接種を受けていない人たちを中心におたふく風邪の発症が見られます。

一方、大部分の人がワクチン接種を受けていた場合には、おたふく風邪の感染を起こすのはほ

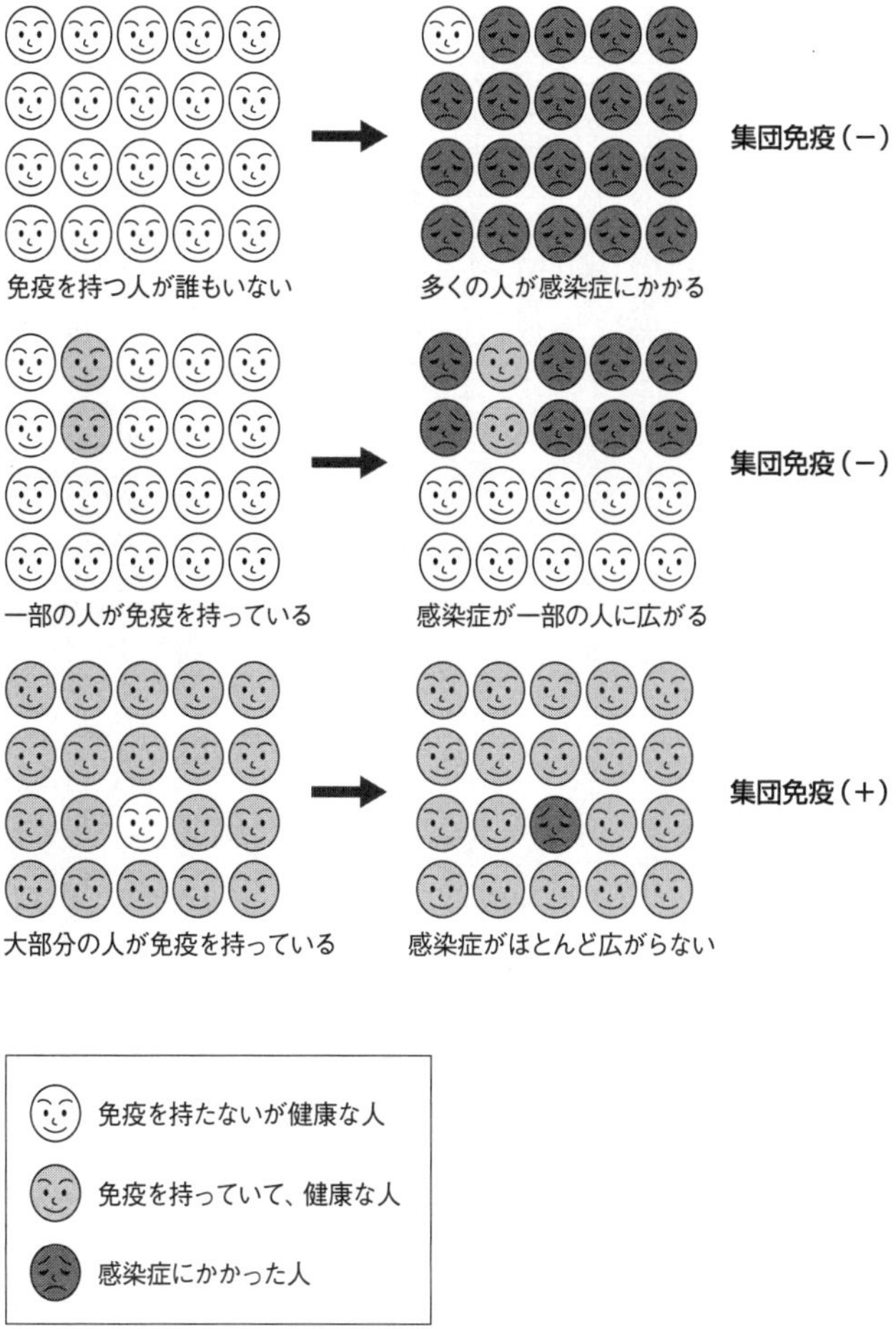
集団免疫（−）
免疫を持つ人が誰もいない
多くの人が感染症にかかる
集団免疫（−）
一部の人が免疫を持っている
感染症が一部の人に広がる
集団免疫（＋）
大部分の人が免疫を持っている
感染症がほとんど広がらない
免疫を持たないが健康な人
免疫を持っていて、健康な人
感染症にかかった人

図3-1　集団免疫とは

んの一部の人に限られ、集団の大部分の人には感染が広がりません。つまり、集団の中で感染者が出たとしても、その周囲に免疫を持つ人だけがいれば、感染の連鎖は絶たれ、その結果、集団内におたふく風邪はほとんど広がらず、被害は最小限にとどめられるのです。このように、あたかも集団全体に免疫状態ができあがっていて特定の感染症から守られているように見えることを「集団免疫」といいます。

この「集団免疫」を獲得するためには、集団内に一定以上の割合で免疫保有者が存在することが必要です。この「集団免疫」獲得のために達成すべき、免疫保有者の割合のことを、「集団免疫閾値《いきち》」といいます（閾値とは、一定の反応を起こさせるために必要な最小値のことです）。感染症ごとにその閾値が異なります。これは、感染症によってその感染する力が異なるからです。

そこで、この「集団免疫閾値」を説明する前に、まず、感染症が持つ感染力について説明しましょう。この、感染する強さを表すのが「基本再生産数」（R_0）です。わかりにくい言葉ですが、これは、1人の感染者がまわりの免疫のない人のうち何人に感染させうるのかを示す数字のことです。$R_0>1$であれば、感染が拡大します。たとえば、感染力が非常に強いといわれる麻しん（はしか）ではR_0は12〜18で、感染者1人が出ると、その人だけで、周囲の12〜18人に感染を広げてしまうのです。一方、もし$R_0<1$であれば、流行は広がりません。$R_0=1$であれば、流行は消滅もしませんが、拡大もしません。「集団免疫閾値」は、このR_0をもとに算出され、その計

算式は次のようです。

$$集団免疫閾値 = (1 - 1/R_0) \times 100$$

疾患名	基本再生産数	集団免疫閾値
麻しん	12〜18	83〜94%
百日咳	5〜17	92〜94%
おたふく風邪	4〜7	75〜86%
風しん	6〜7	83〜85%
ジフテリア	6〜7	〜85%
ポリオ	5〜7	80〜86%
インフルエンザ	1.4〜4	30〜75%

表3-4　感染症の基本再生産数と集団免疫閾値

これを感染症ごとに表したのが表3－4です[※5、6]。麻しん（はしか）だと、この閾値が83～94％なので、集団の9割ぐらいが免疫を持っていないと、はしかの感染が拡大していくことになります。

また、先に述べたおたふく風邪だと、集団の8割ぐらいが免疫を持っていないと、感染が広がっていきます。したがって、国や地方の衛生当局は、この値をもとに、それぞれのワクチンの望ましい接種率を決めていくことになります。

この集団免疫に関して、面白い事例があります。実は、今、日本で麻しん（はしか）が流行っています。はしかのワクチンの効力は非常に高く、2回の接種をすると、約97％の人たちには十分な免疫が付与されて

はしかにはならず、残りの3％のワクチン接種者も、たとえはしかになっても軽くて済みます。[※7]

日本では、はしかワクチンが1978年以降、定期接種に組み込まれたこともあり、はしかは激減して、2010年5月には日本固有のはしかウイルス株は国内では検出されないようになりました。これは「日本には、はしかに対する集団免疫ができあがっていた」と考えてもよい知見です。そこで、2015年3月、WHOは「日本は麻しん排除国である」と認定しました。ところが、2019年になると、その排除国であるはずの日本に急にはしかの患者が増え、2019年だけで約700名の感染者が報告されたのです。

感染者から回収されたウイルスの遺伝子解析をすると、そのすべてが海外から持ち込まれたものでしたが、ワクチンが効果を示すはずのウイルス株でした。となると、日本では、実際にははしかに対する集団免疫ができていなかったということになるのでしょうか。そこで、国立感染症研究所がはしかに対する抗体の保有率を調べてみると、「十分な免疫がある」と判断される25 6倍以上の抗体価を持つ人の割合は、7歳以上40歳未満では80％以下であり、はしかの集団免疫に必要とされる90％という数字を実際に下回ることがわかりました。[※8] この年齢層の人たちのワクチン接種歴を調べてみると、多くの人は、さまざまな理由から、はしかのワクチン接種を実は1回しか受けておらず、このために十分な抗体を持たないことになってしまったようです。はしかワクチン接種を受けたかどうか覚えていない方は、抗体検査を受けるのがいいでしょう。抗体が陰性であれば、はしかワクチンの接種をしたほうがよいということになります。

つまり、はしか排除国の日本であっても、現時点では「はしかの発症防止に必要な集団免疫閾値は得られていない可能性が大」ということがわかってきたのです。はしかは、かかっても死亡する可能性は低いですが、後でも述べるようにさまざまな合併症を起こす可能性があり、やはり2回の接種を受けておくことが必要だと考えられます。

実は、風しんでもまったく同様の状況があります。2019年になってから急激に感染者が増え、このまま感染者が増加すると、2018年の年間報告2917例をはるかに超える数字となりそうな感じです。感染者は、風しんワクチンの定期接種がなかった現在40〜57歳の年齢層の人たちに多いことがわかっています。これまで、女性の場合、妊娠中に風しんにかかると、赤ちゃんが「先天性風しん症候群」（先天的に心疾患、難聴、白内障などの障害がある病気）で生まれることがあるので、妊娠前のワクチン接種が勧められていました。

一方、男性は妊娠しないのでワクチン接種は不要と考えられる傾向がありました。ところが、男性が風しんにかかると、女性に風しんをうつすことがあるので、実は、男性も女性と同様に風しんワクチン接種を受けることが必要です。風しんは、6000人に一人程度が、重篤化して脳炎を起こすこともあり、※9 これはワクチンの副反応により脳炎を起こすよりずっと高い頻度です。したがって、このような感染症を世の中からなくしていくためには、男性も女性もワクチン接種を受けるべきでしょう。

3-7 ワクチンの副作用（副反応）の正しい評価

一般的な治療薬の場合、主な薬理作用以外の好ましくない作用のことを「副作用」といいます。これに対して、ワクチンの場合には、主な作用は「免疫を付与する（免疫を付ける）」ことであり、それ以外の作用は不要な「副作用」のように思われるかもしれません。しかし、ワクチン接種にともなう「免疫を付与する」以外の反応（局所の赤み、発熱、腫れ、全身性の発熱など）は、実は免疫学的なメカニズムによって、炎症性サイトカインがたくさん作られるために起こります。したがって、これらの反応は副次的なものであるとはいいがたく、このような理由から、局所の赤み、発熱、腫れ、全身性の発熱などは、「副作用」の代わりに「副反応」とよばれています。

この「副反応」に対しては、英語ではadverse eventあるいはadverse reaction＝「不利益な事象／反応」という言葉が使われます。

これに対して、ワクチンが原因かどうかはわからないけれども、ワクチン接種後に起こった好ましくない事象のことを「有害事象」といいます。

つまり、「有害事象」のほうが「副反応」よりも包括的な言葉で、ワクチン接種後に起こったすべての不都合・不利益なことを指します（図3-2）。たとえば、ワクチン接種後に見られる注射部位の腫れは明らかな「副反応」です。また、接種の際にあまりの痛みで気を失ったとすると、これも接種が原因と考えられるので、通常、「副反応」とみなされます。

一方、あまり良いたとえではないかもしれませんが、もしワクチン接種の帰りに交通事故に遭ったとします。おそらくワクチン接種とは関係ない事象である可能性が高いですが、ワクチン接種が原因で判断力が落ちたために事故にあったのかもしれず、ワクチン接種による可能性をただちに否定するのは難しいかもしれません。このように、ワクチン接種との因果関係がはっきりしない付随的に起こった不利益なことを「有害事象」と総称します。

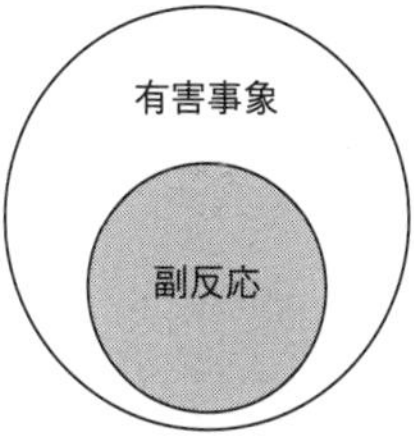

図3-2　ワクチンの副反応と有害事象

ワクチン接種後に見られた不利益な反応の中身をしっかり分析して「副反応」と「有害事象」を区別して理解することは、ワクチン接種に対して過剰な恐怖心を抱かないようにするために非常に重要なことです。同時に、今までに知られていないワクチンの副作用＝副反応を見つけるためにも、とても大事なことです。

では、副反応に話を戻します。副反応とは、起こってほしくない反応ではありますが、ワクチンがからだの免疫反応を利用したものであることから、一定程度の生体の反応、特に炎症反応が起こることは防げません。一番よくあるのは、先にも述べたように、接種した部位が赤くなり、腫れて、しこりができることや、全身性の発熱です。いずれもワクチン接種に対応して起こった急性炎症反応の表れです。一過性で、通常、1～2日以内に治まります。

一方、稀ではありますが、人によっては、もっとずっと重い反応が見られることがあります。ワクチンは、商品化される前に安全性試験が行われ、通常、数千以上の人たちに対して重い健康被害が起こらないことが確認されています。しかし、われわれの免疫反応は非常に個人差が大きいことから、数千単位の人たちでは重い副反応は見られなくても、もっとずっと大きな集団が対象となると、きわめて少数ですが、一定数の人たちに命にかかわるような重大な副反応が見られることがあるのです。その率は、ワクチンごとに異なりますが、ワクチン全体でいうと、アメリカでは100万件に1～10件の割合であるとされています。[※10]日本ですと、毎年の新生児の出生数は90万人程度ですから、日本でもアメリカと同様なリスクがあるとすると、毎年1～10人程度の乳児にワクチン接種により重い副反応が見られる可能性があるということになります。つまり、ワクチンは決してゼロリスクではなく、一定程度のリスクがあるのです。

重篤な副反応の例をあげると、①アナフィラキシー、②生ワクチン接種による原病の発症、③脳症、④ギラン・バレー症候群、⑤乳幼児突然死症候群など、さまざまなものがあります。いずれも起こる頻度は非常に低いのですが、起こると大変です。少しその中身を紹介しましょう。

まずアナフィラキシーです。アナフィラキシーとは、急激に全身的に起こるアレルギー反応の一種で、アレルギーの原因となる物質を摂取した後、あるいは投与を受けた後に、皮膚や粘膜が痒くなったり、息が苦しくなったり、吐き気がしたり、立ち眩みが起きたりします。この状態がさらに進むと、血圧が下がり、意識障害が起こるようになり、この状態をアナフィラキシーショックとよびます。これは、生命の危険をともなう緊急事態で、エピペンとよばれるアドレナリンの筋肉内注射がしばしば必要となります。医師による迅速な対応が必要です。

アナフィラキシーの原因となるのは、食物（小麦、牛乳、ピーナッツなど）、ハチなどの昆虫の毒、種々の薬剤など、さまざまな物質があります。決してワクチン接種だけで見られるのではありません。平成25年度の文部科学省の調査によると、何らかの原因でアナフィラキシーを起こしたことのある児童生徒の割合は、小学生0・6%、中学生0・4%、高校生0・3%[※11]とのことで、1000人に数人のアナフィラキシー経験者がいることになります。これらの人の多くでは、前述のいずれかの物質に対する抗体（特にIgEとよばれる抗体）が体内にできていて、それがアレルギー原因物質の侵入とともにマスト細胞という免疫細胞に働きかけて悪いことをするのです（詳しくは次の章で説明します）。

アメリカのデータでは、約764万回のワクチン接種で5例のアナフィラキシーショックが見られ（=100万回に約0・65の頻度[※12]）、日本のデータでもワクチン接種によりアナフィラキシーが起こるのは100万回に1・0以下の頻度[※13]とのことです。つまり、ワクチン接種でアナフィラキシーを起こすのは、特殊なアレルギー体質がある人の中のごく一部のようです。しかし、アナフィラキシーショックは生命の危険をともなうので、稀な事象ではあっても、ワクチン接種現場ではこれに対応できる備えが必要です。

次に、生ワクチンによって起こる感染事故です。日本で2012年8月まで使われていた生ポリオワクチンは、病原性を弱めたポリオウイルスが入っていて、このために免疫の力が低下している人が接種を受けると、100万回の接種に対して1例以下の低い頻度ではありますが、ポリオを発症することがありました。このため、現在、用いられているものは人に発症させるおそれのない不活化ワクチンです。

BCGは、ウシ型結核菌の毒性を弱めたもので、生ワクチンの一種です。頻度は1%未満ですが、接種した後に接種した側のわきの下のリンパ節が腫れることがあります。これは弱毒化された菌がリンパ節に到達して炎症反応を起こしているのです。しかし、通常、治療は必要なく、接種後6ヵ月までに自然に治まります[※14]。しかし、免疫反応が弱っている人の場合には菌が全身に広がり、重症感染症となる可能性があります。一般に、BCGを含む生ワクチンの接種には注意が必要で、特に免疫反応が落ちている人の場合は、接種を避けるか、あらかじめ医師と相談をすることが必要です。

次に、脳症または脳炎です。たとえば、おたふく風邪（流行性耳下腺炎）のワクチン接種により、数千人に一人（0・05%程度）の頻度で、無菌性髄膜炎が起こることが報告されています。生ワクチン中の弱毒化されたウイルスが脳を包む膜である髄膜に達して炎症を起こすと考えられています。0・05%とは結構高い頻度のように思われますが、ワクチン接種を受けずに自然におたふく風邪にかかったときには約1%の患者に同じ状態が起こるので、ワクチン接種のほうが自然感染に比べて無菌性髄膜炎のリスクはずっと小さいのです。[※15] これは、麻しん（はしか）ワクチンの場合でも同様です。麻しんワクチン接種後の脳炎発症頻度は100万回に10程度ですが、一方、自然に麻しんにかかった場合の脳炎リスクはその10倍ぐらい高くなります。[※16]

インフルエンザワクチンは不活化ワクチンですが、脳炎の発生が報告されています。原因はわかっていません。頻度は低く、100万回の接種に対して0・15程度とのことです。[※17] 一方、インフルエンザ感染自体でも脳炎が起こることがありますが（＝インフルエンザ脳症とよばれる状態）、これがかえってワクチン接種によって抑えられたという報告が最近ノルウェーからありました。[※18]

ギラン・バレー症候群は、全身の筋力低下が起こり、食べ物が飲み込みにくくなったり、呼吸がしにくくなったりする、やっかいな病気です。細菌やウイルスの感染の後に見られることがあります。1976年、アメリカで行われたインフルエンザワクチン接種の際に、接種後6週間以内にギラン・バレー症候群を発症した人の率が100万人あたり7・2であったのに対して、ワクチンを接種しなかった群では0・79であったことから、非常に大きな注目を浴びました。

しかし、その後行われた大規模試験では、インフルエンザワクチン接種によるギラン・バレー症候群の発症は多くて100万人あたり1人程度であることがわかりました。[※19] どうしてアメリカでは一時的にギラン・バレー症候群の発症が増えたのか不明ですが、現在ではインフルエンザワクチンとギラン・バレー症候群との関係はほぼ否定されているといっていいでしょう。

乳幼児突然死症候群とは、健康に見えていた乳幼児が突然死亡し、死後の解剖でも原因がわからない病態のことです。英語のSudden infant death syndromeの頭文字をとってしばしばSIDSとよばれます。1歳未満の乳児に多く、平成29年には日本では77人の乳幼児がSIDSで亡くなっています（乳児期の死亡原因の第4位）。[※20]

2011年に日本でヒブワクチンと小児用肺炎球菌ワクチンを含むワクチンの同時接種を受けた乳幼児の死亡が7例報告されたことから、ワクチン接種とSIDSの因果関係が疑われ、日本では厚生労働省による全国的な疫学調査が現在も継続中ですが、まだ最終的結論は出ていません。

一方、アメリカの感染症対策の総合的研究機関であるアメリカ疾病管理予防センター（CDC）は、これまでに世界中で発表された、ワクチン接種とSIDSの関連を調べた文献を詳細に検討した結果、2019年現在で、両者の間に因果関係はないという結論を下しています。CDCはまた、1994年にアメリカ小児科学会が乳児を寝かせるときにはあおむけに寝かせることを推奨してからSIDSの報告が急激に減少したこと、そして、2000年代になってワクチン接種の頻度が著しく増えたにもかかわらずSIDSの報告は増えていないこと、などを考慮して、ワクチン接種とSIDSの間にはやはり関連性はないと考えてよい、との見解をとっています[※21]。

SIDSの多くは、生後6ヵ月までに起こり、これはワクチン接種がよく行われる時期と重なります。先に少し触れましたが、1990年代初頭にSIDSの原因の一つが赤ちゃんをうつぶせに寝させることかもしれないと推測されたことから、アメリカ小児科学会は1994年、「Back-to-Sleep（うつぶせ寝からあおむけ寝に戻そう）」というキャンペーンを大々的に行い、赤ちゃんをあおむけ寝にするように推奨しました。その結果、キャンペーン前の1990年ではSIDSの頻度が出生10万人に130・3だったのが、キャンペーン後の2016年にはその数が38・0と3分の1以下に減ったのです。ただし、このキャンペーンでは赤ちゃんの寝かせ方の他に、柔らかすぎるベッドは避けるように、とか、赤ちゃんの窒息の原因となりそうなものはベッドの中に置かないように、などの他の注意事項も入っていたので、そのようなことも併せてSIDSの減少につながっていたのかもしれません。また、あおむけで寝ていても頻度は低いものの実際にSIDSは起きていることを考えると、SIDSにはまだわれわれが知らない他の原因があることが推測されます。

このように、ワクチン接種に関連した重篤な副反応にはさまざまなものがありますが、いずれも頻度としては非常に低いものです。しかし、ここは慎重に考える必要があります。ワクチンは大部分の人には大きな健康被害はもたらしませんが、少ないながらも一定のリスクがあるということは、大きな集団では必ず一定数の人に被害が出る可能性があることを意味します。ワクチンは普通の薬とは異なり、健康な人たちが接種を受けるのですから、きわめて少数であっても健康被害が出る人たちがいると、大きな影響を与えることになります。

3 8 ワクチン接種による有害事象の客観的評価

ワクチン接種の場合、副反応だけでなく、有害事象までも含めた数字を見ると、もう少し高くなります。

日本小児科学会が2018年3月にまとめた「医療機関から『重篤である』として届けられた副反応疑い例（有害事象）」のデータを表3-5に示します。これを見ると、ワクチンによって有害事象の出る頻度が大きく異なり、BCG、ロタウイルスやヒトパピローマウイルスに対するワクチンで有害事象が多く報告されていることがわかります。

問題は、これが「本当の副反応（健康被害）」によるものなのか、それとも、いわゆる「紛れ込み」とよばれるたまたま同時に起こった「偽の副反応」なのかということです。この点、アメリ

ワクチンの種類	100万接種あたりの有害事象の頻度
成人用ジフテリアトキソイド	0
破傷風トキソイド	0.5
インフルエンザ	2
二種混合（ジフテリア＋破傷風）	3
ポリオ	7
麻しん・風しん、水痘、四種混合、ヒブ、B型肝炎、13価小児用結合型肺炎球菌、ムンプス、5価ロタウイルス	10
BCG	30
1価ロタウイルス	40
2価ヒトパピローマウイルス	70
4価ヒトパピローマウイルス	90

日本小児科学会「知っておきたいわくちん情報」を一部改変

日本小児科学会「知っておきたいわくちん情報」ホームページ（http://www.jpeds.or.jp/uploads/files/VIS_01_09_souron201905.pdf）から引用・一部改変。表の中の「1価」、「2価」、「4価」とは、それぞれのワクチンが、1種類、2種類、4種類の当該ウイルスに反応するという意味

表3-5　主なワクチンにおける有害事象の頻度

カの小児科医のマーティン・マイヤーズは、有害事象が副反応として確定されるためには、①この事象に関する最初の症状がワクチン接種後に起こったか、②ワクチン接種した人だけに起こり、ワクチン接種をしなかった人には起こらなかったのか、③科学的根拠によって説明可能か、④ワクチン以外の原因が同様の事象を引き起こす可能性はないか（時期的に偶然の一致ではないか）、⑤もし生ワクチンが使用された場合、そのワクチン株が同定されたか、の5つの条件が満たされることが必要であるとしています。※22

ところが、実際のところは、特定の事例についてこれらの条件が該当するかどうかは判断が容易でないことが多く、後で個別のワクチンのところでも説明するように、副反応と有害事象の見分けはしばしば非常に難しいことがあります。最近、問題になっている子宮頸がん（HPV）ワクチンはまさにこの例にあたります。これについては、第4章の子宮頸がんワクチンのところで詳しく扱いましょう。

ワクチン接種における重篤な副反応が100万回に1〜10回程度の確率というのは、他の事象と比べてどうなのでしょうか。

以下の例がたとえとして適当かどうかわかりませんが、アメリカ国家運輸安全委員会の調査では、飛行機に乗って死亡事故に遭う確率は0・0009％、すなわち、100万回乗ると9回死亡事故に遭遇する可能性があるとのことです[※23]。

また、2018年の日本の交通事故による死亡者数は3532人、同年1月の日本の人口は1億2520万9603人です。すると、人口100万人あたりの死亡者数は30人程度、また、運転免許保有者は8231万4924人なので、免許保有者100万人に対して死亡事故を起こす人が約82人出ることになります。つまり、ワクチン接種による重篤な副反応は、確率的に、交通事故による死亡事故に比べるとはるかに少なく、飛行機の死亡事故とあまり変わらない程度かもしれません。飛行機は危ないから乗らないという人は非常に少ないと思いますが、なぜかワクチ

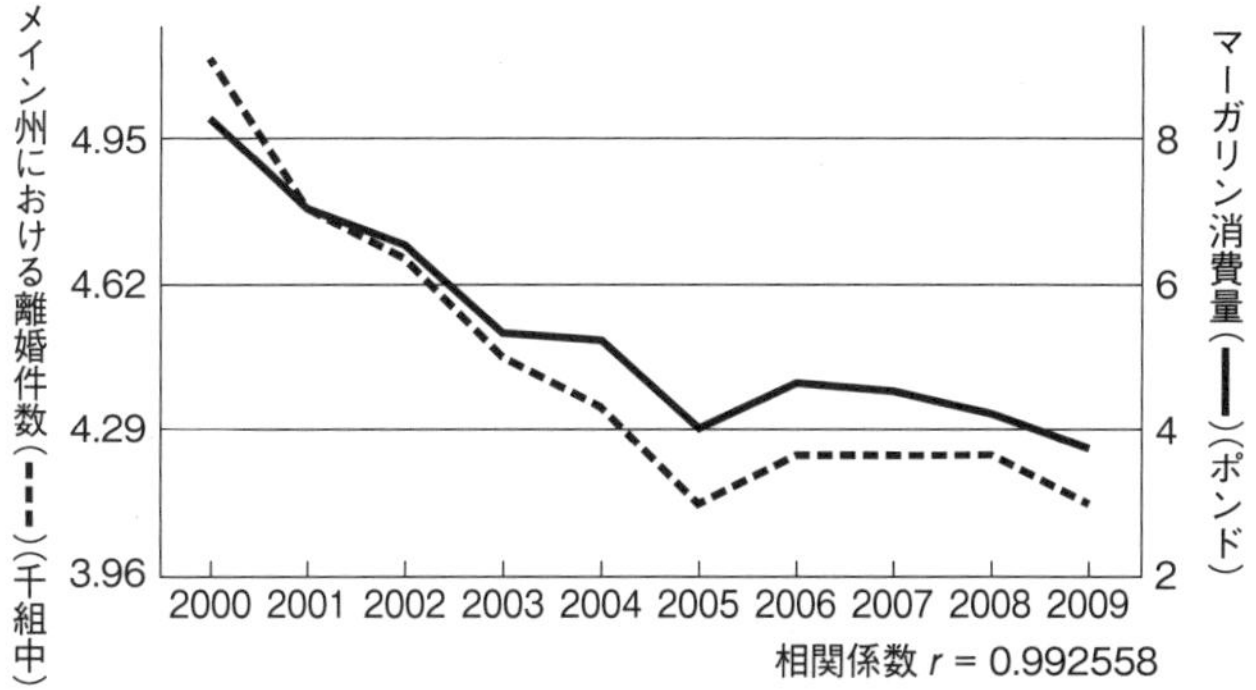

図3-3　アメリカ・メイン州における毎年の離婚件数とマーガリンの消費量の比較

ンについては「危ないから避けたほうがいい」ということを謳う本が何冊も出ていて、よく売れているようです。どうも私には理解しがたいことです。

次に、ワクチンの副反応とたまたまワクチン接種時に起こった不具合との見分けについてです。Ｂ型肝炎ワクチンが導入されてすぐ、神経難病である多発性硬化症の発症が増えたという報告が相次ぎ、「Ｂ型肝炎ワクチン接種が多発性硬化症を引き起こしたのでは？」と心配されたことがありました。しかし、多くの症例の解析の結果、現在ではこの仮説は支持されていません。このように、二つの事象が確かに同時期に起こってはいるものの、その二つの事象にはまったく関係ないことがあります。

たとえば、図３-３は、アメリカ・メイン州における毎年の離婚件数とマーガリンの消費量を二つ並べて示したもの[※24]です。離婚件数とマーガリンの消費量には

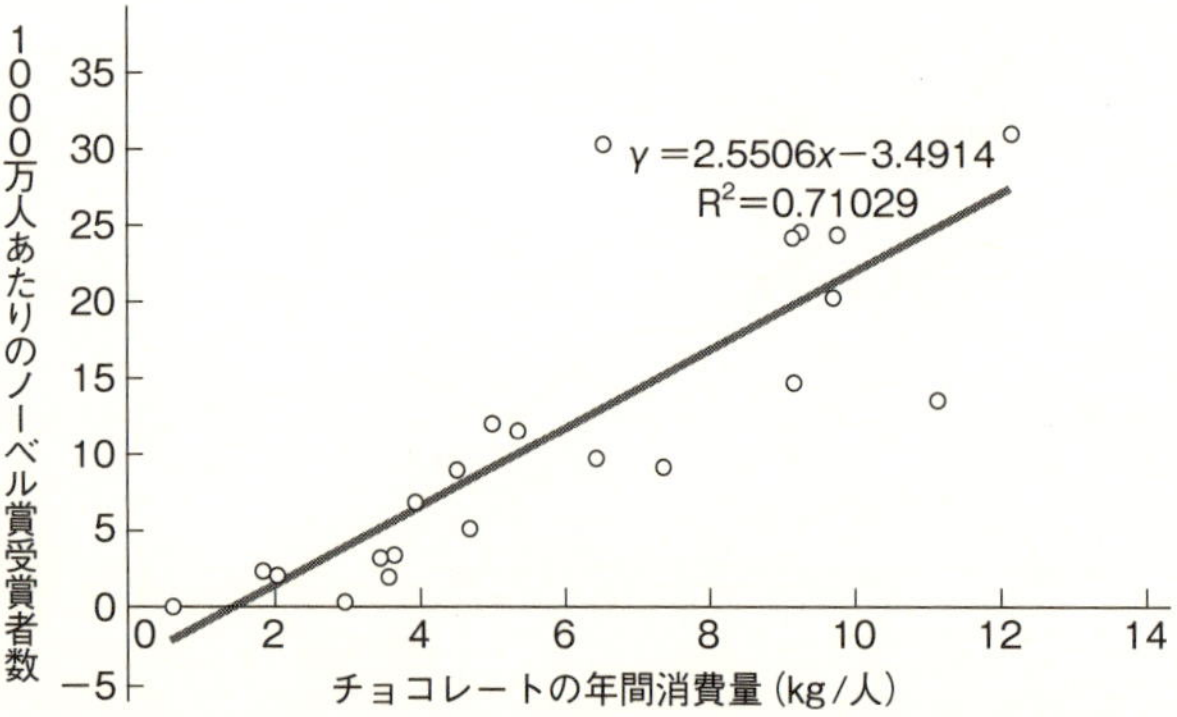

図3-4　チョコレート消費量とノーベル賞受賞者数

何も因果関係はないはずですが、このように時間的な推移だけに着目すると、あたかも二つの事象の間に何らかの因果関係があるかのような錯覚を受けます。つまり、時間的にタイミングが一致していても、二つの事象の間には何の関係もないこともあるのです。

もう一つ同様の例を示しましょう。図3-4は、2012年、アメリカのコロンビア大学のある教授が、世界的な権威のある医学雑誌『New England Journal of Medicine』に発表したもので、縦軸に世界23ヵ国の人口1000万人あたりのノーベル賞受賞者数、横軸にはそれぞれの国の一人あたりの年間チョコレート消費量を示しています。[※25] すると、二つの事象の間にはきれいな直線的相関が見られ、さらに、チョコレートは認知機能を改善するという報告が既にあることから、この教授は、一つの可能性として、「チョコレートは認知機能の改善を介してノーベル賞受賞者を増や

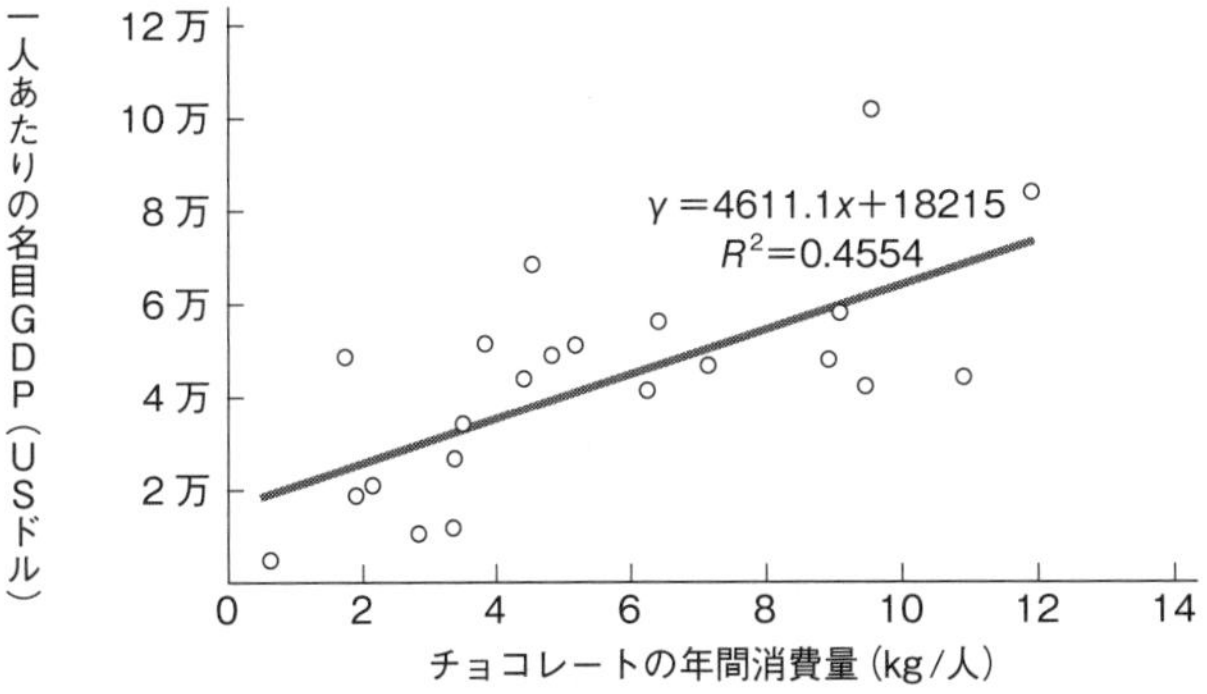

図3-5　チョコレート消費量と一人あたりGDP

している」かもしれないと示唆しています。これは、一見、もっともらしく聞こえますが、果たして本当に正しい推論なのでしょうか、それとも、うわべだけの現象に惑わされているのでしょうか？

ここで参考までに、私のほうで、ノーベル賞受賞者の数の代わりに、それぞれの国の一人あたりの名目GDP（国内総生産）を縦軸にとってみました（図3-5）。すると、各国のチョコレートの年間消費量と一人あたりの名目GDPの間にはきれいな直線的相関があり、豊かな国ほどチョコレートの消費量が多い、あるいはチョコレートの消費量が多いほどその国は豊かである、という傾向があることがわかり、これは、なるほど、という気がします。となると、もしかすると、最初のノーベル賞受賞者のデータもまったく別の解釈が可能なのかもしれません。すなわち、チョコレートの消費量の多い国は豊かであり、（豊かであるから教育への投資も多く、優れた子たちが育ち、したがって）ノーベル賞受賞者が多い（ただし、かっこの部分は私が勝手に入れた仮定ですが……）。

つまり、たとえ二つの事象が一見、密接に関連するように見えたとしても、実際は目には見えない第三の因子を介して、あたかも二つの間に因果関係があるかのように見えているのかもしれません。

以上の事柄は、相関関係があっても因果関係があるとは限らないということであり、相関関係と因果関係ははっきりと区別して考えるべきであることを示しています。

39 「接種より自然感染のほうがいい」は本当か？

「ワクチンには危険な副作用がある、したがってワクチン接種を受けるよりは、感染症にかかったほうが自然でトラブルが少ない」とか「感染症で自然についた免疫のほうが、ワクチンでついた免疫より良い」という意見があります。これは本当でしょうか？

まず、「ワクチン接種よりも感染症にかかったほうが自然でトラブルが少ない」についてです。1970年代、ヨーロッパや日本でジフテリア・破傷風・百日咳ワクチン接種後に脳炎になったこどもたちが出ました。その後の調査で百日咳ワクチンに問題がある可能性が指摘されたことから（イギリスの調査では31万回接種で1例の頻度で脳炎が発生した）[※26]、ワクチン接種を避ける人が増え、日本では１９７４年に85％あったワクチン接種率が１９７６年には約14％に低下しました。

するとと１９７９年、百日咳の大流行が起こり、１万３１０５人の患者と41名の死者が出ました（１９７４年の死者はゼロ）[※27]。その後、改良型のワクチンが出て接種率が回復すると、百日咳の発生はどんどん減り、死者はほとんど出なくなったのです[※28]。つまり、ワクチン接種による健康被害と感染症による被害を比べると、比較にならないほどの違いで、後者のほうが大きいのです。

これとまったく同様のことがスウェーデンでも起こりました。副反応を恐れて百日咳ワクチンの接種を止めたところ、同国では１９８１〜１９８３年に百日咳患者が激増して２２８２人の患者が発生し、なんとその４％の人に脳障害が出たのです[※29]。つまり、ワクチン接種をしなかったときの被害のほうがワクチン接種による被害より多かったのです。

他にも、ＶＰＤ（vaccine preventable disease：ワクチンで防げる病気）の場合、ワクチンをせずに病気にかかったときには困ったことが起こる場合がしばしばあります。たとえば、はしか（麻しん）のワクチンをせずにはしかにかかると、その３割近くの人に重い症状が起こり、なかには脳炎、肺炎や聴覚障害が起こることがあります[※30]。おたふく風邪にかかると、約１０００人に１人の頻度で、永続的な難聴が起こります[※31]。ポリオのワクチンをせずにポリオにかかると、不可逆的な下肢のマヒを起こすことがあります。Ｂ型肝炎にかかれば、肝硬変や肝がんになる可能性があり、肝硬変も肝がんも有効な治療薬がないことから、非常に困ったことになります。また、麻しん（はしか）や水痘（水ぼうそう）にかかると、免疫の働きが抑制されて、他の感染症にかかりやすくなります。

これらの事実を見ると、「感染症にかかったほうがワクチン接種よりトラブルが少ない」というのは乱暴な議論であることがわかります。ＶＰＤとはワクチンで防げる病気という意味であり、ワクチンを接種しておけば、感染による被害を少なくできるのです。

次に、「感染症で自然についた免疫のほうが、ワクチンでついた免疫より良い」という議論ですが、インフルエンザでは確かにそのような報告[※32]がありますが、他の感染症では確認されていません。ほとんどのワクチンの場合、複数回の接種が必要ではあるものの、破傷風やヒブなどでは、ワクチンでついた免疫のほうが病気でつく免疫よりも強いといわれています。[※22] また、ワクチン接種によって多数の人に免疫ができることにより、社会全体がその感染症から守られることになるので、これは大きな利点です。このことについては、麻しん（はしか）や風しんなどの病気で明らかですが、この点についてはそれぞれの病気のところでもう一度説明します。

3 10 ワクチン接種による副反応・有害事象に対する救済策

それでは、副反応あるいは有害事象と思われるケースがあった場合、どのような救済策があるのでしょうか？

ワクチン接種後に重い健康被害が見られた場合には、厚生労働省所管の独立行政法人である医薬品医療機器総合機構（医薬品機構あるいはPMDAと略されることが多い）に対して、医療機関からその内容について報告することが義務付けられています（この時点では副反応か有害事象かを区別する必要はなく、ワクチンとの因果関係が確定できない例も含めて広く報告する必要があります）。すると、医薬品機構が情報を整理して必要な調査を行い、その結果を厚生科学審議会（予防接種・ワクチン分科会）に報告して評価を求めます。

もし、この審議会が、ワクチン接種との因果関係を認めた場合には、被害者に対して、救済制度が適用され、障害があった場合には障害年金や障害児養育年金が支払われます。そして、万が一、被害者が死亡した場合には、定期接種の場合、死亡一時金として４４００万円が遺族に支払われることになります（２０１９年4月25日現在。ただし任意接種による死亡事故の場合はこの6分の1程度となります）。

つまり、ワクチン接種による健康被害に対しては、補償額が果たして適当かどうかは別としても、国からの救済策が決められていて、実際に「副反応」として認定されたケースに対しては一定の救済策が実施されていることは事実です。

ところが、実際のケースを見てみると、どうもその運用にはかなり問題があるように見えます。というのは、実際に申し立てられた健康被害に対しては、非常に辛めの評価が多く、特に、重篤な健康被害の場合には、「情報不足のため、ワクチン接種との因果関係は不明」という結論がしばしば見られ、そのまま「うやむや」になってしまうケースが多いようです。つまり、「情報不足のため、因果関係は不明」、「証拠はないのだから、現状の取り扱いを変える必要はない」、そして「結果として、ワクチンの安全性には重大な懸念はないと考えられる」というようなかたちで事態が終息していくことがしばしば見られ、健康被害を受けた人たちに救済制度が十分には及んでいないことが多いように見えます。

しかし、本当にこれでいいのでしょうか。確かに一般の刑事裁判であれば、「何人《なんびと》も有罪と宣告されるまでは無罪と推定される」という「推定無罪」の原則が適用され、確固とした証拠に基づいた「有罪」の宣告がない限り、被告は「無罪」の扱いをされるべきだと思います。

一方、ワクチン接種後の健康被害の場合にも、そのような原則がそのまま適用されて、あたかも「証拠がない以上、ワクチンには罪はあるとはいえず、起こった健康被害はワクチンによる副反応とは考えられない」、「むしろ個人の特異体質によるものであろう」というような流れの判断になっているようです。

しかし、因果関係は不明と判断されたケースの被害者はそのまま放置されていていいのでしょうか。確かに、ワクチン接種後の健康被害は、ワクチン接種と因果関係がある「副反応」なのか、たまたま時間的に同じようなときに起きた因果関係のない「有害事象」だったのかは、多くの場合、その判断がきわめて難しいことが多いようです。インターネット上から、これまで行われた厚生科学審議会（予防接種・ワクチン分科会）の議事録を見ることができますが、個々のケースについて見ると、副反応か否かの判断は確かに容易ではないことがよくわかります。

だからといって、このような「推定無罪」的な判断が続くと、実際は「重大インシデント」であったにもかかわらず、それが隠れて見えないままになってしまう可能性があります。そして、大きな健康被害を受けた方々やその親御さんたちにとっては、被害を受けっぱなしということになり、なかなか納得しがたいことになります。後でも述べるように、免疫反応の個人差は非常に大きく、その免疫反応を利用したワクチン接種には、予想もつかないような副反応が起こる可能性は十分にあるのです。

ワクチンも、普通の医薬品と同様、「くすり」でもあり、「リスク」でもあるのです[※33]。ワクチンが「ゼロリスク」ということは決してありません。

しかも、健康な集団に対して、政府が接種を勧めるわけですから、健康被害があった場合には、被害を受けた人たちから大きな非難の声が上がることは当然です。それに対して、「情報が不十分」という理由だけで、あまりにもきびしい判断基準を設定して、「推定無罪」的な判断で事態を終了させてしまう、ということはどんなものでしょうか。

このやり方には私は異論があります。私には、「どうも国が補償を渋っているのでは」と思われるような状況が、実際にかなりあるような気がして仕方ありません。「因果関係認定（＝有罪）」のハードルをあまりにも高くしているために、多くのケースで「有罪とは断定できない」ということになり、結果として「断定できない、だから無罪である」となっているように見えます。結果として、被害を受けた人たちの多くに実質上、救済の手が差し伸べられないということになっています。

一方、判断基準を下げると「副反応」ではない「有害事象」にまで補償をするのか、という議論が出てきますが、「副反応」か否かの判断がきわめて難しい以上、そして、健康被害を被っている人が実際にいる以上、私は判断を広げることが必要であると考えています。今の政府の策は、現状では救済措置であるとされているために、間違いなく副反応であると判断できるもののみに対してしか対処できないということになっています。

しかし、副反応か否かの判断が非常に難しいことから、ワクチン接種後に健康被害が見られた場合には、ワクチンにはリスクがあるものとの前提のもとに、もっと広く救済策を適用することが必要なのではないでしょうか。

参考までに、アメリカでのワクチンによる健康被害の対応策を見てみましょう。アメリカでは国家ワクチン被害補償プログラム（National Vaccine Injury Compensation Program）という制度があり、アメリカ合衆国保健福祉省内の組織（ＣＤＣなどのワクチン接種に関わる組織からはまったく独立した組織）が運営をしています。そして、国民が受けるワクチンの費用には、ワクチン1件あたり75セントが上乗せされていて、このお金をそれぞれのワクチンメーカーから国に上納するかたちで補償用の基金が積み上げられています。そして死亡例に対しては、約100万ドル（約1億1000万円）が支払われます。つまり、「ワクチンにはリスクがあるもの」という前提のもとに、ワクチン代に一定の上乗せをして、これを基金として活用することにより、皆で副反応に対して支え合おうという体制が組まれているのです。[※34] そして、その運用について、連邦保健省のデータを調べてみると、2018年だけで、522件に対して合計約2億ドル（約220億円）、すなわち、1件あたり約40万ドル（約4400万円）もの補償金が払われています。[※35]

ちなみに、このような制度のことを「無過失補償制度」といいます。考え方としては「ワクチン接種は、国民全体を守るものであり、一部の人に重い健康被害が出た場合には受益者である国民全員が費用を分担して補償する」というものです。

一方、日本の状況は、医薬品機構のホームページを見ると「過去の副作用救済給付決定に関する情報」が年度ごとに載っていて、たとえば、平成29年度はワクチン関連で救済給付があったのは112件で、そのほとんどは医療費・医療手当の支給のみです。[※36] したがって、支給額はかなり低いことが推測され、金銭面でもアメリカの状況とはかなり異なっていることがわかります。概念的にも、アメリカははっきりと補償金としていて、日本が救済金の扱いにしているのとは異なります。

救済というと、誰も悪くないけれど問題が起こってしまったので救済しよう、というように聞こえますが、先に書いたように、ワクチンの副反応は稀であっても一定の確率で起こることなのです。そうであれば、ワクチンを勧める側としては、健康被害があった場合には精査の上、ワクチンによる可能性が否定できなかったときには、それを認めて、しっかりと補償する、ということが大事なのではないでしょうか。そもそも、ワクチンは健康な人に対して投与するものです。健康被害が見られたときには、私は「推定有罪」ぐらいの態度で救済制度を適用することが必要だと思います。

それと、日本の場合、ワクチン接種後の健康被害の判定は、厚生労働省内の厚生科学審議会（予防接種・ワクチン分科会）が行うことになっています。つまり、ワクチン接種の立案・実施にも関わる厚生労働省が、ワクチン行政の実施とそれに関連した健康被害の判定（＝補償するかどうかの判定）の両方に関わっているのです。これは中立性という観点からは好ましくなく、本来なら ば厚生労働省以外の機関が健康被害の判定をすべきであると思います。

また、この審議会メンバーの選任は厚生労働省が行っていて、選任の過程は外からは見えないのも問題です。審議会メンバーの中には、ワクチンメーカーから研究費や資金供与を受けている人たちもいます。年間５００万円超の資金を得ている場合には、自分が関連するワクチンの審議・議決が行われている間は審議会場から退室することになっていて、一見、利益相反の原則は守られているように見えますが、審議会が特に必要と認めた場合には、当該委員は審議に参加して意見を述べることが許されており、当該ワクチン以外の審議や議決には加わることができます。[※37]

ワクチン研究の世界は広くはないので、ワクチンメーカーから資金提供を受けているワクチン研究者はある程度の人数はいるはずです。しかも年間500万円以下の研究費であれば、実際にワクチン企業から供与を受けている人は稀ではないでしょう。このような人たちは、金額が一定以下なので、そのまま審議・議決に加わることができるというのが今の規定です。

ワクチン研究コミュニティの大きさを考えると、まったく利益相反のない人だけを審議会メンバーとして選ぶのが容易でないことはわかりますが、中立性・公正性の立場からは、これは改善すべき問題であり、既にある市民団体から指摘されている点でもあります。[※38]

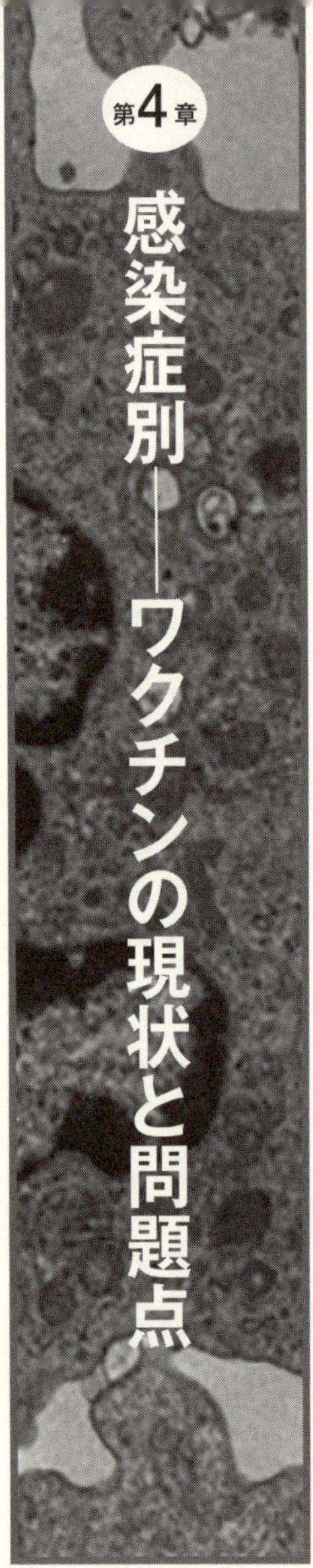

第4章 感染症別——ワクチンの現状と問題点

この章では、ワクチンで防げる可能性の高い感染症について、その現状と問題点を述べます。さらに、現在用いられているワクチンについて、その利点、リスク、不都合な点などを明らかにし、その必要性について私の意見を述べます。

4-1 インフルエンザ

インフルエンザは、インフルエンザウイルスが起こす病気です。16世紀のイタリアでは、インフルエンザは天体の影響によって起こると考えられ、イタリア語の「影響」を意味するinfluenzaという名前がつきました。

インフルエンザウイルスは、ヒト以外に、鳥、ブタなどにも感染することがあります。つまり、インフルエンザは、ポリオや天然痘とは異なり、ヒトだけに感染する病気ではありません。したがって、ヒトだけにワクチン接種をしても根絶できないと思われます（ヒトだけに感染する天然痘はワクチンによって既に根絶され、同じくヒトのみに感染するポリオもいずれは同様の状態になることが期待されています）。

インフルエンザ（後で説明する季節性インフルエンザのこと）は、日本では12月から3月にかけて患者が増えます。最近では、2018年9月から2019年2月の6ヵ月間に、累積の推定患者数が1000万人を超え、総人口の8％以上もの人が感染したと考えられます。典型的には、38℃以上の発熱、頭痛、関節痛、筋肉痛、全身倦怠感などの症状が現れます。日本ではインフルエンザによる死者はあまり多くないのですが、全世界では最近でも毎年65万人程度の死者が出ていて、地球規模では相変わらず大きな問題です。[※1]

A　インフルエンザと普通の「風邪」との違い

よく普通の「風邪」とインフルエンザが混同されることがあるので、ここでその違いについて説明します（表4－1）。

インフルエンザを起こすのはインフルエンザウイルスですが、「風邪」を起こすウイルスはライノウイルス、コロナウイルス、RSウイルスなど、さまざまなものがあります。第1章の1－

	インフルエンザ	風邪
原因	インフルエンザウイルス	ライノウイルス、コロナウイルス、RSウイルスなど
はじめの症状	発熱、さむけ、頭痛	粘膜の乾燥感、くしゃみ
主な症状	発熱、筋肉痛、関節痛	鼻づまり、鼻汁
発熱	38〜40℃（3〜4日間）	ない〜微熱
さむけ	強い	軽い、短期間
筋肉痛、関節痛、全身の痛み	強い	ない
だるさ	強い	ほとんどない
合併症	気管支炎、肺炎、脳炎	ほとんどない

表4-1　インフルエンザと風邪の違い

2で触れたように、インフルエンザにも大半の「風邪」にも、抗菌薬（抗生物質）は効きません。

インフルエンザの場合、症状は普通の「風邪」よりも重い傾向があり、しばしば高熱や全身の痛みなどが見られ、重篤な合併症を起こすことがあります。特に、65歳以上の高齢者、乳幼児、妊婦、呼吸器系や循環器系に慢性疾患のある（年齢を問わない）、糖尿病や慢性腎障害のある人、免疫低下状態の人は、「ハイリスク群」とよばれ、重い肺炎、気管支炎などの生命にかかわる重篤な合併症を起こす傾向があります。

また、こどもの場合、怖いのが、インフルエンザ脳症です。ここで少し言葉の説明です。「脳症」とは脳以外で起きたことが間接的に脳の障害をもたらすものを指し、「脳炎」とは脳内に炎症が起きている状態のことです。ただし、一般的には「脳症」と「脳炎」はあまり区別せずに使われていると思います。

インフルエンザ脳症は、生後６～18ヵ月の小児に多く見られます。日本では、２００４年から２０１０年の６年間で３３１例の報告があったとのことです。[※2]インフルエンザの総患者数は多い年には１シーズンに１０００万人以上なので、簡単に６年間で６０００万人の患者数とすると、インフルエンザ脳症の起こる頻度は、１００万人に５人程度ということになります。

少しおおざっぱな計算ではありますが、ワクチンの副反応で脳症が起こる確率（１００万人に一人以下）よりはかなり多いようです。脳症が起こると、困ったことに、３割程度の患者が重い後遺症を残し、１割弱の患者が死亡します。[※3]熱があって、意識障害（呼びかけに応えないなど）、意味不明の言動、さらに持続性のけいれんが見られたときは、インフルエンザ脳症の可能性を考えて、すぐに医療機関を受診することが必要です。

どうしてインフルエンザ脳症が起きるかですが、脳では浮腫（組織の腫れ）をともなう強い神経細胞死が起きていて、これが予後不良の原因となっています。[※4]現在のところ、体内で急激に増えた炎症性サイトカインが脳に移行して、悪いことをしていると考えられています。

B　「季節性インフルエンザ」と「新型インフルエンザ」

ヒトでは、インフルエンザ感染は主にＡ型あるいはＢ型ウイルスによって起こります。Ｃ型ウイルスもありますが、通常の「風邪」のような症状を引き起こすだけです。

A型ウイルスは、その表面に存在するヘマグルチニン（HA）とノイラミニダーゼ（NA）という2種類の糖タンパク質の種類によってさらに細かく分類されます。HAは現在までに16種類、NAは9種類の異なるものが報告されていて、その組み合わせにより、A型ウイルスには、合計144種類の亜型が生まれる可能性があり、現在までに実際に126種類の存在が確認されています。

一方、B型ウイルスはビクトリア系統と山形系統の2種類です。

普通よく検出されるのは（たとえば右記の2018年9月から2019年2月の期間では）、A型ではH1N1pdmとよばれるもので、全体の約6割強でした。残りはH3N2（A香港）が約4割で、B型はわずかに全体の2％程度でした。[※5]

「季節性インフルエンザ」とは、普通のインフルエンザのことです。この原因となるのがA型あるいはB型インフルエンザウイルスです。その特徴は、その抗原性が毎年少しずつ変化していきながら、世界中で流行することです。抗原性が変わるためにワクチンの効きが悪くなり、流行るのです。抗原性が変化する理由は、小規模な遺伝子変異がウイルスに起こり、そのためにHAやNAのアミノ酸配列が微妙に変わるためです。このような現象を「抗原ドリフト」といいます（表4-2）。「ドリフト」とは流れ漂うという意味で、病原体の抗原が一定の法則なし（ランダ

	抗原ドリフト（ウイルス表面抗原の小さな変異）	抗原シフト（ウイルス表面抗原の大きな変異）
現象とそのメカニズム	インフルエンザウイルスの表面抗原（H型、N型）のマイナーチェンジ（ウイルスのRNAポリメラーゼに修復機能がないために、ウイルスに遺伝子変異が起こりやすく、その結果、ウイルス表面抗原にアミノ酸の点変異がしばしば起こる）	インフルエンザウイルスの表面抗原（H型、N型）のメジャーチェンジ（1つの細胞に複数のウイルスが感染し、遺伝子が混ざって雑種ウイルスができあがり、その結果、ウイルス表面抗原に大きな変化が起こる）
表面抗原の亜型の変化	変わらない（同じH型、N型を示す）	変わる（H型、N型のいずれかあるいは両方が変わる）
もたらされる結果	毎年、インフルエンザが流行して、効果的なワクチン開発が困難	パンデミックとなる可能性があり、既存のワクチンが効果を示さない

表4-2　インフルエンザウイルスの抗原ドリフトと抗原シフト

ム）に毎年少しずつ変化するという意味です。

それでは、どうして「抗原ドリフト」が起こるのでしょう。それは、インフルエンザウイルスのRNAポリメラーゼ（RNAの合成を行う酵素）に変異を修復する機能が欠けているからです（われわれの細胞に存在するRNAポリメラーゼは変異を修復する機能を持っていますが、ウイルスはヒトのRNAポリメラーゼを利用できず、ウイルス自身のRNAポリメラーゼを使います）。

このために、ウイルス遺伝子の転写、ゲノムの複製過程でウイルスの塩基配列に変異が起こっても修復されず、結果として、ウイルス粒子上のタンパク質（表面抗原）にアミノ酸の点変異がしばしば入ることになります。その結果、毎年少しずつ抗原性が違うインフルエンザウイルスが生まれ、その変異の度合いや種類は予想が難しいために、効果的なワクチンを作ることがとても難しいということになります。つまり、インフルエンザワクチンの効きが良くないのは、この抗原ドリフトという現象のためです。ワクチンの効きについては後で再び触れるとして、その前に、時に世界的な脅威となることがある「新型インフルエンザ」について説明しましょう。

「新型インフルエンザ」は、鳥やブタなどに由来するA型ウイルスによって起こります（表4-3）。流行するのは数十年に一度で、世界的な規模で流行すると「パンデミック」とよばれるようになります（pandemic；pan-は広範な、-demicは感染という意味）。ほとんどの人は免疫を持たないことから、感染者の致死率はとても高くなる可能性があります。なぜ多くの人が免疫を持たないかというと、それは、これまでにないまったく新型のウイルスによる感染だからです。

このようなウイルスは「抗原シフト」という現象によってできてきます（表4-2）。「抗原シフト」とは、前に述べた「抗原ドリフト」とは異なり、ウイルス表面抗原に大きな変異が起こる現象で、一つの細胞に複数のウイルス（たとえばヒト由来のウイルスとブタ由来のウイルス）が感染したときに起こります。

複数のウイルス遺伝子が一つの細胞の中で混ざって雑種ウイルスができあがり、その結果、ウイルスの表面抗原にこれまでなかったような大きな変化が起こるのです（表4-3）。このために、人類が今まで見たことがなかったような「新型」のインフルエンザウイルスができあがり、

	季節性インフルエンザ	新型インフルエンザ
ウイルス型	主にA型、B型	鳥、ブタなどに由来するA型
流行のパターン	毎年、流行を繰り返す	数十年に一回の流行
流行の規模	小〜大	パンデミック（世界規模）
原因	ウイルスの抗原ドリフト（一種類のウイルスにおいて小規模な遺伝子変異が起き、その結果、表面抗原が変化する）	ウイルスの抗原シフト（複数のウイルスの遺伝子が混ざって雑種ウイルスができ、その結果、ウイルス抗原が大きく変化する）
免疫の有無	ある程度の人が免疫を持つ場合がある	ほとんどの人は免疫を持たない
感染者の致死率	0.1％以下	場合により高いことがある
ワクチン	毎年製造；既存のものを組み合わせて作る	予知が困難であるため、感染発生後に新たに作る必要がある

表4-3　季節性インフルエンザと新型インフルエンザの違い

世界的な流行が起こるのです。勿論、既存のワクチンはまったく効果を示しません。

このような新型インフルエンザにより、これまでに多数の死者が出ています。たとえば、1918年にはスペイン風邪で、世界中でなんと数千万人の死者が出ました。この他にも、1957年のアジア風邪で約200万人、1968年の香港風邪では約100万人の死者が出ました。いずれも世界中で流行が起こったので、パンデミックとよばれます。

パンデミックは、いつ起こるかわからず、起こったときには重大な結果をもたらします。したがって、着実に研究を進めておくことが必要なのですが、われわれは「喉元過ぎれば熱さを忘れる」ので、そのような重要性を忘れがちです。そこで、これに警鐘を鳴らすために、現在流行っているインフルエンザ、すなわち季節性インフルエンザのウイルスの型がH1N1pdmであり、パンデミックを意味するpdmという文字が入っていることを指摘しておきます。

このH1N1pdmというA型ウイルスは、実は、1918年に大流行したスペイン風邪ウイルス（H1N1）と同系統です。H1N1ウイルスがブタに感染し、それがさらに鳥やヒトのインフルエンザウイルスと遺伝子交雑をした後にブタの中で維持され、少しずつ変異をしてきたものなのです。※6 抗原性は元のH1N1ウイルスと変わらないのですが、遺伝子的には、幸いなことに、高い病原性を示す配列は残っていません。したがって、感染しても致死率は低いのです。しかし、このようなウイルスが、今後いつ、どのように変異していくか（再び高病原性のものに戻るかどうか）は、予想ができないのです。したがって、われわれとしては、決して安心せずに、ウイルスの動向を注意深く監視していくことが必要です。

C　インフルエンザの感染様式

さて、インフルエンザの感染様式です。同じ空間に居るだけで感染してしまうような空気感染ではなく、飛沫感染、つまりくしゃみや咳などで口から飛んでいく飛沫（水分を含んだ粒子）により感染します。このような粒子は、ある程度の重さがあるので、遠くまでは飛びません。咳やくしゃみをしている人がいても、一定以上の距離（おそらく数メートル以上）を保てば、簡単には感染しません（ということは、インフルエンザ感染防止のために部屋の空気を殺菌するような機器をテレビのコマーシャルで見ることがありますが、どうもあまり意味がなさそうですね）。また、最近、感染防止のためには手洗いが大事であるといわれます。

確かに、感染した人が居た場所にはくしゃみや咳から飛んだ飛沫が付着している可能性があります。しかし、第1章の1-5で触れたように、2010年に出たWHOの資料によると、インフルエンザウイルスが手に触れてから5分以内にその感染力が100分の1から1000分の1に減るとのことです。したがって、手洗いをするに越したことはありませんが、その効果は限られていると思われます。また、第1章で述べたように、マスクやうがいの効果も限局的です。

D　インフルエンザに対する免疫反応

インフルエンザに感染すると、抗体ができてきて、その抗体の一部はウイルスに結合してウイルスを殺します。したがって、細胞外に存在するウイルスは、抗体で排除できます。ところが、ひとたび細胞に感染すると、その内部で増殖中のウイルスには抗体は無力です。なぜなら、抗体は分子量が大きいため、細胞膜を通過して細胞内には入ることができず、ウイルスを殺せないからです。そこで大事なのがキラーTリンパ球です。この細胞はウイルス感染細胞を見つけ出して殺すことができます。

キラーTリンパ球ができるためには、樹状細胞による抗原提示が必要ですが、通常、インフルエンザウイルスは気道の上皮細胞に感染して、樹状細胞に感染することはありません。しかし、ウイルス感染した上皮細胞が死ぬと、その一部が樹状細胞に取り込まれ、クロスプレゼンテーションといって、間接的にウイルス抗原が細胞表面に抗原提示されるようになります。すなわち、インフルエンザ感染では、抗体だけでなく、キラーTリンパ球もできて、その両者の働きにより、ウイルスがからだから追い出されるようになります。この詳しいメカニズムについては第5章で改めて説明します。

E　インフルエンザワクチンの問題と効用

インフルエンザワクチンは、ウイルスをニワトリの卵に植えて増殖させ、得られたウイルスをエーテルで部分分解し、さらにホルマリンで不活化したものです。いわゆる不活化ワクチンです。ワクチン製造のためには、WHOがその冬に流行するインフルエンザウイルスの種類を推定し、それに基づいてワクチンが作られるのです。現在のものは、A型のH1N1型、香港（H3N2）型と、B型2系統の計4種類が混合されたものですが、その効果は、残念なことにあまり強くなく、日本のワクチン有効率は年によっては50～60％程度、効きの悪い年には30％程度かそれ以下であろうと言われてきました。[※7] これはアメリカでも同様で、アメリカ疾病管理予防センター（ＣＤＣ）が発表した２０１８年～２０１９年のワクチン接種者年齢とA型、B型ウイルスに対するワクチン有効率を見ると、接種を受けた人の年齢が6ヵ月から17歳までで有効率が61％、18歳から49歳までだと37％に下がり、50歳以上では20％と急激に効果が下がっています。そして、全年齢で平均をとると47％程度でした[※8]（表４－４）。高齢者でワクチン有効率が低下するのは、一つには加齢によって免疫力が低下すること、もう一つは、後で述べますが、「抗原原罪」という現象が関わっているようです。

年齢	ワクチン有効率
6ヵ月～17歳	61%
18～49歳	37%
50歳以上	20%
全年齢平均	47%

表4-4　アメリカにおけるインフルエンザワクチンの年齢別有効率

では、ワクチンの有効率を50％とした場合、どのような効果が期待されるのでしょうか。まず、インフルエンザが流行しても、実際に発症するのは、成人では１００人中10人程度なので、インフルエンザの発病率を10％と仮定しましょう。この条件のもとで、ワクチン有効率50％とは、もし１００人全員がワクチン接種しなければ発症者が10人になるところ、１００人全員がワクチン接種を受けると発症者が５人に減るということです。言い換えると、インフルエンザにかからない人が90人から95人に増加するということになります。しかし、100人の集団の中だと、発症者が5人増えても、これは気がつかないぐらいのわずかな差でしょう。

では、これを、母集団1000万人で考えてみるとどうでしょうか。100万人の患者発生があるはずが、ワクチン接種によって50万人に減る、ということになります。ということは、日本の総人口（約1億2000万人）のレベルで考えると、たとえワクチンの有効率が50％としても、かなりの効果があるということになります（この議論は神奈川県のけいゆう病院・菅谷憲夫先生のご意見を参考にしています）[※9]。つまり、インフルエンザワクチンは、個人としては効果を実感しにくいものの、国民全体で考えると、実際には一定の効果がある、と解釈してよいでしょう。

しかし、一方で、他のワクチンに比べてインフルエンザワクチンは効果が弱く、長続きしないことは大いに気になるところです。ワクチン効果が弱いのは、前に述べたように、①ウイルスの抗原性が抗原ドリフトや抗原シフトによってひんぱんに変化すること、②この抗原性の変化を正確に予測することができないこと、などがあげられていますが、他にもいくつか理由があるようです。

その一つは、今のワクチンが鶏卵で作られていることにあります。すなわち、ウイルスが鶏卵中で増殖するうちに変異して鶏卵で増えやすいウイルスが選ばれ、その結果、実際に流行しているウイルスとは微妙に違うものに変化してしまうのです[※10]。そのようなウイルスからワクチンを作れば、型が完全にはあっていないのですから、当然、効きの悪いものになります。また、鶏卵を用いてのワクチン作製は、大量の鶏卵を必要とし、高価で時間がかかることもあり、最近は、培養細胞を用いた新しい作成法が開発されつつあります。この点、興味深いのは、最近、ウイルス変異が起こりにくい培養細胞が作られつつあることです。※11

もう一つ、ワクチン効果が低い理由は、インフルエンザウイルスでは、「抗原原罪（original antigenic sin）」とよばれる現象があるためといわれています。特に、高齢者のワクチンに対する低反応性に関係しているようです。この「抗原原罪」とは、ワクチンの効果を考えるうえでとても大事な概念なので、少し紙幅を割いて説明しましょう。

まず、「原罪（original sin）」とは、その昔、アダムとイブが神様の意に反して禁断の実を食べたために人類は生まれながらにしてこの罪を負っているというキリスト教の考え方から来たものです。

これをインフルエンザの話で考えてみます。たとえば、XとYという2種類のお互いによく似たインフルエンザウイルスが存在したとします。ウイルスXに感染すると（あるいはXに対するワクチンを作って接種すると）、感染者（あるいはワクチン被接種者）は、通常、ウイルスXに対して抗体を作ります。

ところが、Xに対する抗体が作られているなかで、新たにYという、似ているけれども別のインフルエンザウイルスに感染すると（あるいはYに対するワクチンを接種すると）、この人は前のウイルスXに対しては普通に抗体を作り続けるものの、新しいウイルスYに対しては抗体を少ししか作ることができなくなるのです。つまり、最初にXに反応してしまったためにYに反応しがたい状況ができあがり、あたかも、ウイルスXに反応したということが「原罪」となり、よく似たウイルスYにはうまく反応できない、というように見えます。これが「抗原原罪」とよばれる現象です。

ただし、最近はこの現象は、最初に曝されたウイルスに対する反応性が生体に刷り込まれた（＝免疫学的インプリンティング）ためで、このために2番目に入ってきたよく似たウイルスよりも、最初に曝された元のウイルスに対して優先的に反応した、とも見ることができるので、「インプリンティング」といういい方がされることもあります。[※12]「抗原原罪」にせよ、「インプリンティング」にせよ、どちらも、最初に感染したウイルスに対して優先的な反応性が与えられ、それがあたかも「亡霊」であるかのごとく働いて、2回目に感染したよく似たウイルス（あるいはそれに対するワクチン）にうまく反応できなくなる、という説です。[※13]

考え方としては、なるほど、と思うところがあります。しかし、1種類のウイルスの上には多数の抗原が存在していて、そのうちあるものはインフルエンザウイルスどうしで共通であり、あるものは異なっています。そして、強い（＝抗体を作りやすい）抗原と弱い抗原があります。した

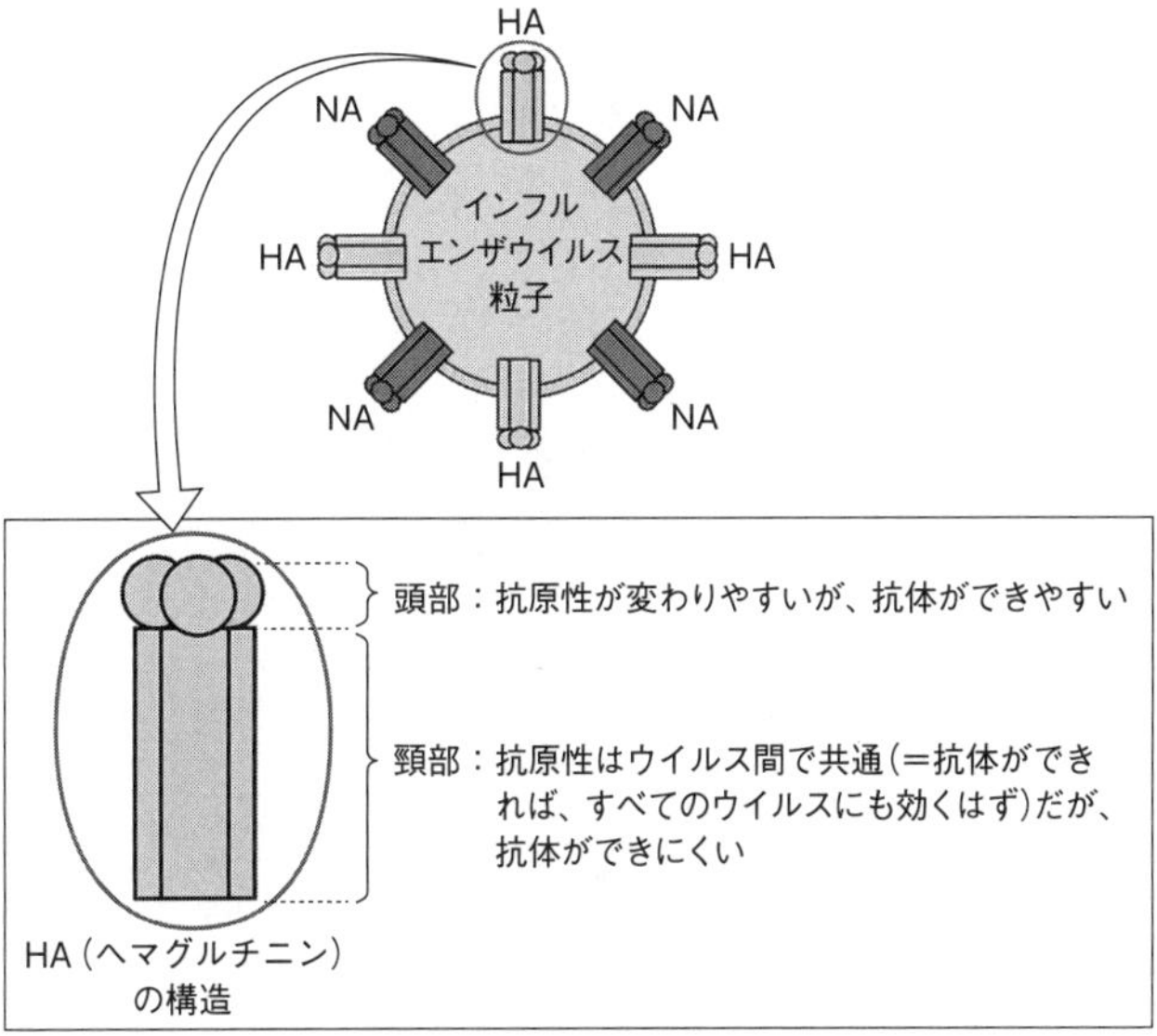

図4-1　インフルエンザウイルス粒子上のヘマグルチニンの構造と性状

がって、先のような説明だけだと、どうも話があまりに単純化されすぎているように思います。

そこで、この現象を、ウイルス粒子上の抗原エピトープの観点から見てみることにします。

ここで、エピトープとは、抗体が結合する抗原の一部のことで、一つの抗原の上にはいくつもの抗原エピトープ（抗原決定基）があります。

たとえば、インフルエンザウイルス粒子の表面にはＨＡ、ＮＡという少なくとも2種類の糖タンパク質（＝抗原）が発現していて（図4－1上段）、それぞれの上には多数の抗原エピトープが存在します。

このＨＡは、さらに、構造的に頭部と頸部とよばれる二つの領域に分けられ、（図４－１下段）、それぞれの部分の上に多数の抗原エピトープが存在します。このうち、ＨＡ頭部は、先に述べた理由でアミノ酸変異が入りやすいので、ウイルスごとに抗原性が異なります。しかし、この領域は、外に露出されているせいか、抗体ができやすいことが知られています。つまり、ＨＡ頭部には抗体を作りやすい（＝免疫原性が高い）エピトープが多いと考えられます。そして、現在使われているインフルエンザワクチンは、このＨＡ頭部の成分が抗原として使われています。

これに対して、ＨＡ頸部には変異が入らず、アミノ酸配列は、異なるインフルエンザウイルスの間でほぼ不変です。したがって、もしこの部分に対してうまく抗体を作ることができれば、その抗体はどのインフルエンザウイルスでも殺せる可能性があり、医学的にとても役立つ抗体となるはずです。しかし、ＨＡ頸部はＨＡ頭部で立体的に隠されているせいか、ＨＡ頸部に対しては抗体ができにくいことがわかっています。つまり、ＨＡ頸部に存在する抗原エピトープは抗体を作りにくい（＝免疫原性が高くない）ものが多い、ということになります。

先に述べた「抗原原罪」の考え方だと、抗体ができやすいＨＡ頭部に先に抗体ができてしまうと、そもそも抗体ができにくいＨＡ頸部に対しては余計に抗体ができにくくなってしまう、ということになります。

一方、先に述べた「インプリンティング」の考え方によれば、もしＨＡ頭部に対する抗体を作る前にＨＡ頸部に対する抗体を作ることができれば、その抗体がその後も優先的に作られる可能性がある、ということになります。ということは、その後どのようなタイプのウイルスでインフルエンザ感染が起きても、常にこの領域に対する抗体が優先してできることになり、すべてのタイプのインフルエンザウイルスに効果を示すワクチン、すなわち「ユニバーサルワクチン」ができることになります。これは、大いに期待が持たれる試みです。実際、アメリカではＨＡ頸部に対するワクチンが試験的に作られ、既に臨床治験が始まっています。[※14]

次に、現在のインフルエンザワクチン効果の持続がよくて数ヵ月ときわめて短いことについてです。これは、インフルエンザウイルスに対する中和抗体（ウイルスを殺す抗体）を産生するＢ細胞（プラズマ細胞）の寿命がきわめて短いからですが、なぜ、このようなことになるのかについては、よくわかっていません。この現象は、若い人でも高齢者でも普遍的に見られるので、先に述べた「抗原原罪」とは直接は関係ないようです。現在、推測されているのは、ワクチン用の抗原として用いられているＨＡペプチド（＝抗原エピトープ）の選択があまり適当でなく、そのために抗体ができても弱いものしかできず、抗体産生期間も短いのではないかということです。[※15]これも解決を要する大きな問題です。

次に、副作用についてです。「ワクチンは劇薬である」として毛嫌いする近藤誠氏の『ワクチン副作用の恐怖』[※16]という本があります。そこには「インフルエンザワクチンは、ただの風邪を予防するために打つには危険すぎ、無用です」とあります。

しかし、先に述べたように、インフルエンザは「ただの風邪」ではありません。さらに、これも先に述べましたが、ワクチン接種による脳症の発生は100万回の接種に対して1回以下と頻度が低く、一方、インフルエンザ感染自体で起こる脳症の発症の頻度はもっとずっと高いのが事実です。そして、この章のはじめで書いたように、インフルエンザ感染により脳症が起こると、3割程度の患者が重い後遺症を残し、1割弱の患者が死亡します。したがって、ワクチンにある程度のリスクがあることは事実であるものの、単にその副反応を恐れるよりは、インフルエンザという病気自体の怖さを正しく理解することのほうが重要である、と私は考えます。

それから、「ワクチンは劇薬である」という近藤氏のコメントですが、確かに、ワクチンはすべて、薬事法により劇薬指定を受けています。劇薬とは、生体に対する作用が強く、使いすぎるときわめて危険性が高い薬のことです。したがって、ワクチンも量が多すぎると、危険です。ただし、読者の方々は果たしてご存じでしょうか。われわれが日常よく飲むコーヒーに含まれるカフェインも劇薬の指定を受けているのですよ。でも、カフェインは危険だから、いっさい摂取を避けろ、やめろ、と、皆さん、おっしゃらないと思います。

カフェインは、取りすぎは命の危険をもたらしますが、適量であれば、コーヒーのような良い効果を生むのです。つまり、量を調節すれば、きわめて有益な働きを示すものでもあるのです。

これは、ワクチンも同様です。第2章の2-4で述べたように、ワクチンに関しては、第一相、第二相、第三相試験という3つの臨床試験の後に、さらに数千人の被験者が参加しての大規模な安全性試験、有効性試験が行われています。その中で安全量が決められ、投与されています。したがって、近藤氏の「ワクチンは劇薬だ」というコメントは、劇薬の一側面だけを指摘した誤解を招く表現であると、私は思います。

F　高齢者に対するインフルエンザワクチンは意味があるのか

先に、高齢者ではインフルエンザワクチンの有効率が20％程度と、かなり低いことについて触れました。最近、この理由について解析が進んでいますが、やはり加齢とともにBリンパ球自体の反応性が大きく低下するようです。[※17] つまり、高齢者ではBリンパ球の能力が下がっているのです。しかし、日本でもアメリカ、ヨーロッパでも高齢者に対して積極的にワクチン接種をすることが勧められています。これは逆説的に聞こえますが、どうして高齢者への接種が勧奨されているのでしょうか。

それは、ワクチン接種により高齢者のインフルエンザによる死亡リスクが明らかに低下することが報告されているからです。[※18] これは2007年のアメリカの報告でも同様です。[※19]

ただし、高齢者死亡リスクの低下の程度については、さまざまな議論がありました。[※20、21] この点、アメリカ・イエール大学の研究者たちは、数理解析（現在あるデータを用いて、コンピューターによる予測的な解析を行うこと）を用いることにより、インフルエンザワクチンは有効率が低くても接種率を上げることによって確実に感染者の死亡リスクを下げることが可能であることを最近報告しています。[※22] 彼らによると、有効率が20%のワクチンであったとしても、接種率を43%にまで上げることができれば、死亡者数を半減させることができるとのことです。現在のアメリカの毎年のインフルエンザによる死者数は1万2000〜5万6000人とのことなので、これが半減すれば、国全体では大きな死亡者減につながることになります。

一方、日本の毎年のインフルエンザによる死亡は200人程度です。それでもこれが半減できるとすれば、100人ほどの命を救えるのですから、大きな意味があると思います。高齢者の場合、ワクチンに対する反応性が弱く、抗体の作り方がよくないのですが、それでもワクチン接種によってある程度の免疫がつき、そのために重篤な合併症が減り、死亡率の低下が見られるのだと解釈されます。

また、最近は高齢者用の特別なインフルエンザワクチンの開発も進んでいて、これまでのところ、欧米では比較的良い治験結果が出始めているようです。[※23,24]

G　インフルエンザワクチンに関する私の意見

先に何度も触れたように、インフルエンザワクチンは期待するほど効果が強くないことは確かです。個人のレベルでは、「効く」、あるいは「効いた」という実感はあまり得られない、というのが実情だと思います。しかし、国全体となると、インフルエンザ感染による死亡者数は確実に減少させることができます。

また、ワクチンの副反応はある程度あるものの、重篤なものは少なく、むしろインフルエンザ感染によって起きてくる合併症のほうが頻度的に大きく、いったん起こると大変です。特に、「ハイリスク群」である65歳以上の高齢者、乳幼児、妊婦、呼吸器系や循環器系に慢性疾患がある人（年齢を問わない）、糖尿病や慢性腎障害のある人や免疫低下状態の人は、強い肺炎、気管支炎などの重篤な合併症を起こす可能性が高くなります。

したがって、現在のインフルエンザワクチンの「効き」はあまり良くないものの、「ハイリスク群」の人たちにはワクチン接種が強く勧められます。私から見ると、他に良いチョイスはないように思います。近藤氏の「インフルエンザワクチンは、ただの風邪を予防するために打つには危険すぎ、無用です[※16]」というのは、あまりに乱暴な言い方であり、誤りです。

それから、普段お元気な方々は、このような近藤氏の「嫌ワクチン論」に惑わされずに、私が先に書いたこのワクチンのメリットとデメリットを考慮されて、ワクチン接種をするかどうか、ご自分でお決めいただければよいと思います。ちなみに、私は、自分の母（98歳）や家内の母

（94歳）にワクチン接種を勧め、実際に接種を受けてもらっています。私自身（72歳）は、ほとんど風邪をひかず、走り回っていて時間がないという理由で、インフルエンザワクチンは受けていませんでした。でも、おそらく近いうちに時間を作って受けることになるでしょう。

H　抗インフルエンザ薬の現状

最近は、口から飲む、あるいは吸入する抗インフルエンザ薬がよく使われています。そこで、これらの抗インフルエンザ薬について少し眺めてみましょう。

ここ十数年間でよく使われていたのは、ノイラミニダーゼ阻害剤といわれるもので、インフルエンザウイルスが持つノイラミニダーゼ（NA）とよばれる酵素の機能を止め、ウイルスが感染細胞から外へ放出されるのを止めようとする（すなわち、他の細胞への感染を防ごうとする）ものです。経口薬の「タミフル」や吸入薬の「リレンザ」がこれにあたります。

日本政府は新型インフルエンザの大流行が起こることを恐れ、２００４年頃から「タミフル」や「リレンザ」の国家備蓄を始めました。現在では数千万人分が備蓄されているといわれています。しかし、その後、国際的な医療情報検討グループであるコクラン（Cochrane Database of Systemic Reviews）が、世界中で発表されたノイラミニダーゼ阻害剤の効果検討論文を仔細に調べたところ、「タミフル」や「リレンザ」は、症状が出てから48時間以内に投与すれば、インフルエンザ症状が始まるのを1日程度遅らせますが、気管支炎や肺炎などの発症率や入院率はほとんど低下させないことを明らかにしました。また、これらの薬がインフルエンザの予防薬として使えるかについても調べたところ、わずかな効果のみで、これらの薬剤による副作用（悪心、嘔吐《おうと》、ときにはめまい、不眠、頭痛などの神経症状）のことを考えると、特に推奨すべき薬剤ではないとのことです。[※25]

日本では「タミフル」も「リレンザ」もよく使われ、インフルエンザウイルスが陽性という検査結果が出ると、多くの医師がこれらの薬を処方します。1日2回5日間の服用（あるいは吸引）として、一回の治療が薬価にして３０００円弱です。「タミフル」を扱っている中外製薬では、２０１７年度にこの薬単独で、なんと１６９億円の売り上げがあったそうです。[※26]

でも、どんなものでしょうか。症状を1日ぐらい遅らせたとしても、それにかかる費用や副作用などを考えると、あまり割に合うものではなく、果たして本当に国家備蓄を要するようなものでしょうか。ＷＨＯは既に２０１７年、「タミフル」を必須医薬品リストから除外しています。[※27]

最近は、これらのノイラミニダーゼ阻害剤とは別に、「ゾフルーザ」という新しい薬剤が使われ始めています。インフルエンザウイルスが細胞内で増えるためには、ウイルス自体が持つＲＮＡポリメラーゼという酵素の働きが必要ですが、「ゾフルーザ」はこの酵素の機能を選択的に阻害してウイルスの増殖を阻害します。

「ゾフルーザ」は、一日1回の服用でよいということから、夢の薬かもしれない、とのことで、発売時の2018年3月から半年間で抗インフルエンザ薬市場の65%を超えるほどのシェアを示しています。[※28] しかし、これまでのところ、期待に反して、臨床的な有効性は「タミフル」と大きくは変わらないようです。[※29] 一方、5%ぐらいの人に、下痢や肝機能障害などの副作用が出ます。[※30] さらに、「ゾフルーザ」耐性のインフルエンザウイルスの出現も報告されています。この薬は、1回の治療が薬価にして5000億円弱なので、毎年1000万人以上の感染者が出るインフルエンザで患者全員に使うと、5000億円近くの医療費がかかることになります。これは、処方箋を書く医師や、製品が売れる製薬会社や薬局には結構なことでしょうが、患者からすると、どんなものでしょう。どうも、これも「タミフル」や「リレンザ」と同様の問題があり、夢の薬からは程遠いようです。

I　お医者さんに行く前に

もしインフルエンザかなと思ったときには、あわてて医療機関に行く必要はありません。流行時には医療機関に多くのインフルエンザ患者さんが来ているので、かえって感染の機会が増えるからです。それよりは、よく水分をとり、よく休むことです。抗インフルエンザ薬は、先に述べたように、ある程度の効果がありますが、服用しても発熱期間が少し短くなるぐらいのものです。一方、お医者さんたちは、他に良い薬がないので、このような薬を処方しますが、その効果を過信するのは禁物です。

4-2 子宮頸がん（ヒトパピローマウイルス感染症）

A　子宮頸がんとは

子宮頸がんは、子宮の入り口付近（頸部）にできる悪性腫瘍です。日本では、年間約1万人がこの病気にかかり、約３０００人が命を落とします。こどもを持つ年齢の女性（特に25〜44歳の年齢層）に多いことから、[※31]「マザーキラー」ともよばれます。

子宮頸がんは、最近、次第に増加していて、これは、肺がん、大腸がん、胃がん、乳がんなどの他の主要ながんが横ばいか減少傾向にあるのとは明らかに異なります。それは、この病気がウイルスによって起こり、さらに感染によって他の人にも広がる、ということと密接な関係があります。

B　子宮頸がんとＨＰＶ

子宮頸がんの発症と密接に関係するのは、ＤＮＡウイルスの一種、ヒトパピローマウイルス（ＨＰＶ: human papilloma virus）です。第1章のはじめに述べましたが、ドイツのツア・ハウゼン博士が、HPVが子宮頸がんの原因となることを発見し、2008年、ノーベル生理学・医学賞を受けました。HPVには120種類を超える多くの型があり、なかでも16型、18型を含む15種類のものに高い発がん性があり、これらを高リスク型HPVとよびます。高リスク型HPVに感染しているからといって、必ずしも子宮頸がんになるわけではないのですが、これらの高リスク型HPVは、子宮頸部の細胞に感染して、がんを起こすことがあり、子宮頸がんの9割以上にこの高リスク型HPVが検出されます。

HPVは、感染後、さまざまなからだの部位に存在して、性交渉により、女性にも男性にも感染が広がっていきます。性器のみならず、口にも存在するために、コンドームでも感染は防げず、性交渉を一度でも持ったことがある女性では、その50〜80％に感染した経験があると考えられています。そして、この確率は、もちろん、性交渉のパートナーの数に比例して、増加します。

HPVの場合、感染してもあまり症状が出ないので、感染に気づかないことがほとんどです。多く（約9割）の人では一過性の感染に終わりますが、一部の人はウイルスを持ち続けます。これが持続感染とよばれる状態です。

HPVが子宮頸部の細胞に感染し続けると、「異形成」という状態が始まります。細胞の増え方がおかしくなる、いわゆる「前がん状態」です。軽度異形成から始まり、中程度異形成を経て、高度異形成になります。この高度異形成の段階は、既に「上皮内がん」という「がん」の状態です。そして「上皮内がん」が周囲の組織に広がると、「浸潤がん」とよばれるようになります。

日本産科婦人科学会が出している「子宮頸がんQ＆A」によると、ＨＰＶの持続感染から「前がん状態」に至るのは、全体の1割程度であり、さらに「浸潤がん」に至るのはその1割以下であろうとのことです。[※32] となると、「ＨＰＶ持続感染」から「浸潤がん」に至る確率は１％程度とあまり高くないのでは、とおっしゃる方が出てくると思われますが、本当にそのように考えていいのでしょうか。

もう10年近くも前のデータですが、東京都内の女性でＨＰＶ感染を調べたところ、25～44歳の年齢層では20～30％の人がＨＰＶ ＤＮＡが陽性、つまりその時点でＨＰＶを実際に体内に持っていました。[※33] これは、ウイルス陽性ということで、持続感染かどうかはわかりませんが、ＨＰＶ感染自体がごく日常的にあることをはっきりと示しています。万が一、持続感染になると、一定の割合で浸潤型の「子宮頸がん」となり、日本では実際に年間約1万人がこの病気にかかり、さらに毎年約３０００人もが命を落としています。そうなると、リスクは小さいと思わずに、しっかりした感染防止対策を立てることが必要です。

子宮頸がんは、進んだものは子宮がん検診で見つけることができます。しかし、初期のものは見つからないことがあります。子宮がん検診の受診率は、日本では文化的な問題もあると思われますが、40％程度であり、欧米の70％に比べてかなり低いのが問題です。特に20代女性の検診受診率は低く、さらに他の手段と併用しない限り、この病気の患者数・死亡者数を減らすことは困難であると思われます。[※34]

そこで、ワクチンという方法が考えられますが、その前に、われわれのからだは、HPV感染に対してどのような反応を示すのでしょうか？　もしHPVに対して常にうまく免疫反応が起こるのであれば、そもそも持続感染という状態は起こらないはずです。しかし、実際は、どうもそうでないこともあるようなのです。このことを理解しないと、ワクチンが良い解決策になるのかどうか、判断ができないと思われます。

C　HPVはからだの免疫反応を回避することができる

HPV感染により引き起こされるからだの反応を調べてみると、他のウイルスに比べて反応が弱いことがわかってきました。実は、HPVは容易にはからだから追い出されないような性質やしくみをいくつも持っていて、そのためにいったん感染すると、われわれのからだに棲みついてしまうことがあることがわかってきました。[※35]以下、そのやっかいな特性について紹介します。

まず一つ目は、HPVがそもそも検出されにくい性質を持っていることです。このウイルスは、おとなしくて増殖が遅く、感染部位にほとんど炎症や細胞死を起こしません。したがって、からだに入って来ても、気づかれにくいのです。２番目に、ＨＰＶは感染すると、宿主細胞によるインターフェロン（＝抗ウイルス性サイトカイン）の産生を抑えるだけでなく、インターフェロンが周囲の細胞に働くのも抑えます。つまり、ウイルスがわれわれのからだに積極的に働いて、侵入を気づかれにくくするのです。他にも同様のしくみがあります。ＨＰＶは、われわれの細胞が異物を検出する自然免疫系異物センサーが働くのを邪魔します（自然免疫機構における異物センサーの役割については、次の章で説明します）。

一方、ＨＰＶは細胞内で増えます。したがって、免疫反応により抗体ができても、細胞内に存在するＨＰＶには働きません（抗体が大きすぎて、細胞内に入れないのです）。ＨＰＶをからだから追い出すためには、Ｔリンパ球が活性化され、キラーＴリンパ球ができることが必要です。しかし、ＨＰＶは、免疫系に対して抑制的に働いて、ウイルスを殺すキラーＴリンパ球ができにくいようにするのです。

つまり、このウイルスは一度感染すると、自分が検出されないようなしくみをいくつも持っているために、宿主が持つ免疫の力だけでは排除しにくくなります。したがって、このウイルスに対しては、感染を未然に防ぐのが一番です。

	ガーダシル	サーバリックス
製造会社	MSD	GSK
対象ウイルス	HPV 6, 11, 16, 18	HPV16, 18
ワクチンの種類	非感染性VLP	非感染性VLP
アジュバント	アルミニウム塩	アルミニウム塩
接種回数	3回（0, 2, 6ヵ月）	3回（0, 1, 6ヵ月）
前がん病変に対する効果	低い	低い
高リスクHPV感染率に対する効果	低下させる	低下させる

表4-5　日本で用いられている２種類のHPVワクチン

D　HPVワクチンの現状と問題点

現在、日本では、「ガーダシル」と「サーバリックス」という2種類のHPVワクチンが使われています。その特徴を表4-5にまとめます。いずれも海外の会社が製造し、日本に輸入されているものです。「ガーダシル」は、主にHPV6、11、16、18という4つの型のHPVに効果を示します。HPV6、HPV11は、肛門がんや尖圭コンジローマ（性器の良性病変をもたらす性病）の原因ともなるので、「ガーダシル」はこれらの病気の予防にも有効です。一方、「サーバリックス」は主にHPV16と18に働きます。

つまり、これらのワクチンは、すべての型のHPVに効くわけではありません。しかし、現在、日本で見つかる子宮頸がんの65%ぐらいがこれらの型のHPVによるものなので、重要なHPVはかなりカバーしていると考えていいでしょう。また、子宮頸がん以外のHPVが起こす病気にも効果があります。

「ガーダシル」も「サーバリックス」もいずれも、遺伝子工学的手法を用いて作ったウイルス様粒子（VLP：virus-like particle）がワクチンの主成分で、ウイルスの遺伝子情報を持つＤＮＡは含まれていません。ウイルスの主たる抗原性を持つウイルス粒子の外側の殻（いわば空粒子）だけを使っています。生ワクチンではなく、ワクチン接種でウイルス感染を起こすことはありません。どちらのワクチンも、その免疫力を高めるために、アルミニウム塩というアジュバント（免疫増強剤）を含めています。接種回数はいずれも初年度は3回です（表４-５）。

海外では既に１３０以上の国・地域で用いられ、オーストラリア、イギリス、アメリカや北欧諸国などにおいては、どちらのワクチンも、「前がん病変」の発生率を低下させること、そして高リスクＨＰＶ感染者数を低下させることが確認されています。まだ使用が始まってから15年ぐらいですので、ワクチン接種により子宮頸がんの発生率が低下したかについてはまだ確実な報告がありません。しかし、フィンランドからは既に、ワクチン接種をしてからＨＰＶ陽性の「浸潤がん」が見られなくなったという初期の報告が出ています。[※36] これらのことを考慮すると、近い将来、ＨＰＶワクチンが子宮頸がんの発症を確実に減らすことは間違いないと思います。

ただし、現在のＨＰＶワクチンは、既にＨＰＶに感染してしまった人には効果を示さず、「前がん病変」に対しても抑えたり止めたりする効果はないようです。[※37] これは、先に説明したように、HPVは免疫機構を回避できるさまざまなしくみを持っているからであると考えられます。感染してからワクチンを接種しても遅く、感染を未然に防ぐことが必要です。

このようなことから、HPVワクチンは性経験を持つ前の年齢層に投与することが勧められています。また、肛門がん（その7割がHPVによる）や尖形コンジローマ（性器の良性病変をもたらす性病）も一部のHPVによって起こることから、オーストラリアは2013年以来、女児のみならず、12～13歳以上の男児に対してもHPVワクチン接種を行っています。※38

このようななか、日本では2011年からほとんどの自治体でHPVワクチンの公費助成が始まり、2013年4月からは定期接種に組み入れられました。接種率は、一時は約70％と高かったのですが、その直後、2013年6月、厚生労働省からHPVワクチンの「積極的な接種勧奨の一時差し控え」という通達が出て、ワクチン接種が積極的には行われなくなり、現在では接種率が1％以下に低下してしまいました。

これは、HPVワクチン接種後に、全身の痛み、歩行困難、視力低下、めまい、認知機能の低下など、種々の症状を訴える人が相次いだためです。厚生労働省のホームページには、表4-6のごとく、副反応の症状とその頻度が示されています。どちらのワクチンも10％以上の頻度で、注射部位の痛みや腫れなどが報告されていて、その他のワクチンと比べると、副反応の訴えがかなり多いことがわかります。※39

頻度	ガーダシル	サーバリックス
10%以上	注射部位の痛み・腫れなど	痒み、注射部位の痛み・腫れ、腹痛、筋痛・関節痛、頭痛など
1～10%未満	注射部位の痒み・出血、頭痛、発熱など	じんま疹、めまい、発熱など
1%未満	手足の痛み、腹痛など	注射部位の知覚異常、しびれ感、全身の脱力
頻度不明	疲労感、失神、筋痛・関節痛など	手足の痛み、失神など

表4-6　HPVワクチンによる副反応とその頻度

これは海外でも同様の傾向で、確かにＨＰＶワクチンは他のものに比べて痛みが強く、若年女性ではこのために強い恐怖感を覚えたり、失神にまで至ったりするようなケースが見られています。ただし、国内外のこれまでの調査では、若年女性の場合、同様の症状がワクチン接種とは関係なく報告されていることもあり、ワクチン接種との因果関係は未だはっきりとしていません。つまり、これがワクチンによって起きた「副反応」なのか、付随して偶発的に起きた「有害事象」なのかについては、今後のさらなる検討が必要なようです。

ワクチン接種で不快な体験をされた方にはきわめてご不満なことだと思いますが、「副反応」か「有害事象」かの見きわめはとても難しいのです。この点、最近は、強い知覚異常や痛みが残っている場合には、医薬品医療機器総合機構（ＰＭＤＡ）による救済制度が適用され始めていて[※40]、これはとても良いと思います。このような場合は、すべての証拠が揃わないといけないというのではなく、きわめて疑わしいものに

重い副反応	主な症状	報告頻度*
アナフィラキシー	呼吸困難、じんましんなどを症状とする重いアレルギー	約96万接種に1回
ギラン・バレー症候群	両手・足の力の入りにくさなどを症状とする末梢神経の病気	約430万接種に1回
急性散在性脳脊髄炎（ADEM）	頭痛、嘔吐、意識の低下などを症状とする脳などの神経の病気	約430万接種に1回
複合性局所疼痛症候群（CRPS）	外傷をきっかけとして慢性の痛みを生ずる原因不明の病気	約860万接種に1回

*2013年3月までの報告のうちワクチンとの関係が否定できないとされた報告頻度

表4-7　HPVワクチンによる重篤な副反応とその報告頻度

は積極的に救済制度を適用するという方向で、政府が動いていくことが望ましいと思います。さもないと、科学的に十分なエビデンスがないという理由だけで、被害者の方々が被害を受けっぱなしになってしまう可能性があります。被害者には非はないのです。政府は「救済」という言葉を使っていますが、本来は「補償」という言葉を使うべきであると私は思います。

また、HPVワクチンには、表4-7のごとく、稀ではあるものの、他にも重篤な副反応が報告されています。[※41]

まず、アナフィラキシーは、第3章の3-7で説明したように、全身的に起こる重篤なアレルギー反応です。他のワクチンでも報告されていて、さらに、ワクチン接種とは無関係の一部の食物（小麦、牛乳、ピーナッツなど）摂取でも報告されています。これまでの統計では、日本では1000人に数人程度のアナフィラキシー経験者がいるのですが、ワクチンが原因で重篤なアナフィラキシーが起こる頻度は１００万人に１人以下で、きわめて稀です。これは、ＨＰＶワクチンでも同様です。特にＨＰＶワクチンでアナフィラキシーの頻度が高いわけではありません。

次にギラン・バレー症候群です。第３章の３-７で説明しましたが、インフルエンザワクチンでは１００万接種で１回程度、ＨＰＶワクチンでは４３０万接種で１回程度です。

急性散在性脳脊髄炎（ＡＤＥＭ）は、ウイルス感染後やワクチン接種後に起こる激しい脳炎です。これも４３０万接種に１回ぐらいの頻度で起こり、きわめて稀なものです。一部の特異体質の人に起こると考えられていますが、残念なことに、現時点では、これがどのような人たちなのか、ワクチン接種前に予測する手立てがありません。

複合性局所疼痛症候群（ＣＲＰＳ）とは、外傷をきっかけとして慢性の痛みを生ずる原因不明の病気で、ＨＰＶワクチンの場合、約８６０万接種に１回の頻度で報告されています。四肢に激しい痛みが起こることが多く、苦痛の強い状態であることから、原因究明がまたれるところです。

以上のもの以外に、日本の西岡久寿樹《くすき》氏（東京医科大学）や横田俊平氏らがＨＡＮＳ症候群というものをＨＰＶワクチンの副反応として報告しています。ＨＡＮＳとはHPV vaccine associated neuropathic syndromeの頭文字で、子宮頸がんワクチン関連神経免疫異常症候群という意味です。彼らによると、ＨＰＶワクチン接種後に思春期女性に見られる、歩けない、けいれんする、慢性の痛みが続く、などの神経症状は、いずれも免疫系の攻撃によるもので、ＨＰＶワクチンが原因で引き起こされる、とのことです。この根拠の一つとして、西岡氏のグループは次のような報告をしています。

彼らは、マウスにＨＰＶワクチン（ガーダシル）を投与して、脳に起こる変化を調べました。その結果、ＨＰＶワクチンを百日咳毒素と一緒に投与したときにのみ、マウスの脳の視床下部が破壊され、運動機能や反射に障害が見られるようになりましたが、ＨＰＶワクチンや百日咳毒素単独ではこのような変化ははっきりしませんでした。[※42] 通常、体内に投与されたタンパク質は、脳の血管に存在する脳血管関門によって脳内に容易には移行しないようになっているのですが、百日咳毒素はこの脳血管関門を開くことが知られていて、西岡グループはこの物質をＨＰＶワクチンが脳に入りやすくするために使ったのです。そして、百日咳毒素は実験的にはアジュバントとしても使われていることから、彼らはこのマウスの実験により、ＨＰＶワクチンがアジュバントとともに投与されると自己免疫性の脳への攻撃が起こり、それによりＨＡＮＳ症候群がもたらされると主張しています。

この知見は、一度は『Scientific Reports』という国際誌に発表されたのですが、その約1年半後、同誌から論文撤回の判断が示されました。実際に、私が免疫学者の目からその論文を見てみると、確かにいくつかの問題があります。

まず、ワクチンの投与量です。通常、「ガーダシル」は、9歳女子に一回500マイクロリットルを6ヵ月間で3回投与します。この年齢の平均体重は29・9kg（文部科学省・平成29年度学校保健統計調査）ですので、体重1kgあたりに換算すると、一回の投与量が16・7マイクロリットル、合計投与量は50・17マイクロリットルということになります。

これに対して、上記のマウスの実験では、9週齢の雌C57BL/6マウスに一回100マイクロリットル、10週間で計5回の「ガーダシル」が投与されています。このマウスの平均体重は約20gなので、体重1kgあたりだと、一回の投与量が5000マイクロリットル、総投与量で25000マイクロリットルとなります。すなわち、このマウスの実験では、ヒトで投与する場合に比べて、一回投与量で約300倍、総投与量で約500倍の「ガーダシル」が投与されたことになります。もちろん、体重比は単なる目安で、この上にそれぞれの種でのHPVワクチンの分解・排出能力を考慮しないといけないのですが、後者の情報はないので、体重比で比較するしかありません。

また、HPVワクチンと一緒に投与している百日咳毒素の量が記載されていません。このような重要な情報が記載されていないというのは一流誌の論文ではありえないことです。さらに、通常のワクチン接種ではアジュバントとして百日咳毒素は使われていないのですから、これは明らかに不適切です。「ガーダシル」はアジュバントとしてアルミニウム塩を含み、西岡グループはさらにこの上に百日咳毒素を投与しているのです。西岡グループの論文の場合、百日咳毒素単独では神経症状、運動機能異常などは出ていませんが、百日咳毒素がガーダシル中のアルミニウム塩と相互作用をして悪いことをした可能性もあります。

以上のことから、この論文はきわめてセンセーショナルではあったものの、科学的には問題の多い論文であり、掲載誌から論文撤回の判断が出たことはやむを得ないことだったと思います。

次にHANS症候群についてです。一般に、新しい病気の存在を国際的に認めてもらうためには、その診断基準を明記した論文を国際的な雑誌に発表し、国際的な承認を得ることが必要です。しかし、2014年12月10日に行われた日本医師会・日本医学会合同シンポジウム「子宮頸がんワクチンについて考える」[※43]で西岡グループが診断基準の発表論文としてあげているもの[※44]は、国際学会での発表抄録であり、査読論文ではないようです。その後もこの状況は変わっていないので、現時点ではHANS症候群の存在は国際的には認められていないと判断してよいと思われます。一方、日本産科婦人科学会は、先に述べられた健康被害問題を考慮した上で、2017年、国に対してHPVワクチン接種の早期再開を求める声明を発表しています[※45]。

最後に海外の状況です。世界中の臨床試験の結果を分析し、客観的な評価をするコクラン(Cochrane Database of Systemic Reviews)は、2018年5月、これまで国際的に論文発表された26

のＨＰＶワクチンの治験結果を詳細に検討した結果、重篤な副反応については、ＨＰＶワクチンは他のワクチンと比べてほぼ同程度であり、特に危険であるとは認められない、と結論していま す。[※46] 一方、この調査結果に異議を唱える論文も出ていますが、[※47] 多くの国ではＨＰＶワクチン接種の意義を認めていて、現在、約80ヵ国において国の施策としてワクチン接種が行われています。

Ｅ　ＨＰＶワクチン接種は行うべきか

私は積極的に行うことが望ましいと考えます。というのは、子宮頸がんの7割近くがＨＰＶの特定の型によるものであることが明らかであり、日本では年間約1万人が子宮頸がんにかかり、約３０００名もの人が命を落としているからです。そして、海外では一時、副反応問題で接種率が下がった国があったものの、ほとんどの国では積極的にＨＰＶ接種が再開され、オーストラリアでは女児のみならず男児に対しても接種が行われています。そして、オーストラリア、イギリス、アメリカや北欧諸国などにおいては、ＨＰＶワクチン接種により、感染者数が減り、前がん状態である異形成の率も着実に減少しています。フィンランドでは浸潤がんが消えつつあるという初期の報告があります。これらのことから、子宮頸がんは間違いなく、ワクチンによって防げる病気、すなわちＶＰＤ（vaccine preventable disease）の一つです。したがって、日本でもＨＰＶワクチン接種勧奨の再開が望まれます。

4 3 麻しん（はしか）

麻しんは、はしかともよばれます。英語でmeaslesといいます。RNAウイルスの一種の麻しんウイルスによって起きます。このウイルスは、あらゆるウイルスの中でもっとも感染性が高く、空気感染（直径5マイクロメートル以下の粒子で広がる感染）、飛沫感染（飛沫、すなわち、水分を含んだ直径5マイクロメートル以上の粒子で広がる感染）や、接触感染によって広がります。このウイルスに感染すると、ほぼ100％の人が麻しんを発症します。そして、患者が1人出ると、十数人に感染が広がります。

症状は、38℃前後の発熱や上気道炎症状（いわゆる風邪症状）で始まり、頬の粘膜の臼歯に近いところに「コプリック斑」とよばれる白い斑点が見られることがあります（ただし、コプリック斑は、風しんなどでも見られることがあるので、これが見えたから麻しんとはいえません）。そして次第に熱が39℃にも上がり、頭や首に発疹が出てくるのが特徴です。ちなみに、麻しんという言葉は、発疹が麻の実のように見える、というところから来たようです。[※48]

日本の年間の患者報告数は数百例と多くありませんが、しばしば死亡者が出ます。これは、麻しんにかかると、免疫反応が強く抑制されるからで、かなり（約3割）の患者に種々の合併症が見られます。[※49] 中耳炎を合併すると、難聴になることがあります。心筋炎や肺炎、脳炎を合併すると、最悪の場合、死亡することがあり、実際、世界的には2017年だけで11万人が麻しんで亡くなっています。[※50] 食料不足などで低栄養のところに感染すると、死亡率がぐんと高くなるのです。

一方、麻しんが治ると、ほぼ全員の人が強い免疫を獲得し、何十年にもわたってその免疫が続きます。ということは、ワクチン接種が有効であり、実際、ワクチン接種がこの病気を予防する唯一の方法であることが明らかになっています。この病気は、幸い、ヒト以外には感染しないことから、ワクチン接種率が上がって社会に集団免疫（第3章の3-6）が獲得されれば、天然痘のように、いずれはこの病気を撲滅できる可能性があります。ちなみに、これまでのワクチンの歴史のなかで、ワクチンにより撲滅された病気は、ヒトの天然痘とウシの牛疫の二つです。興味深いのは、牛疫の原因ウイルスである牛疫ウイルスは、麻しんウイルスの祖先であるという点です。

ワクチンは、現在では、通常、麻しん・風しん混合ワクチンとして投与されますが、以前は麻しんワクチン単独で投与されていました。生ワクチンです。1歳代で1回接種し、小学校入学の前年にもう1回接種します。きわめて少数の重篤な副反応が報告されていますが、麻しんの合併症のリスクに比べれば、はるかに小さなリスクですので、ワクチン接種が勧められます。

一方、種々のワクチン批判本では、「麻しんウイルスが排除された日本では、やめたほうがよいワクチンです」というような記述が見られますが、これは医学的に明らかに間違っています。というのは、第3章の3-6で書いたように、日本はWHOから一時は「麻しん排除国」というお墨付きをもらったものの、実際には年間数百例も麻しん発生例が報告されていて、しかも麻しんの抗体を十分に持たない人がかなりいる国なのです。※51 したがって、麻しんワクチンは現在も必要で、接種は受けたほうがいいでしょう。

4-4 風しん（三日はしか）

風しんは、症状がはしかと似ていて、2〜3日で治ることが多いので、「三日ばしか」ともよばれます。英語では、ドイツ人が報告したことからGerman measles（＝ドイツばしか）ともよばれます。RNAウイルスの一種の風しんウイルスによって起きます。感染力が比較的強いウイルスで、患者が1人出ると、5〜7人に感染が広がります。飛沫感染が主で、接触感染によっても広がります。

症状は、こどもの場合、38℃前後の発熱とともに、発疹が全身に広がります。軽い咳などの風邪症状が見られ、しばしば首や耳のうしろのリンパ節が腫れます。大人がかかると、高熱、発疹や関節痛などが続き、大変な思いをすることがあります。

特に問題なのは、妊婦が感染したときです。妊娠20週ぐらいまでにこのウイルスに感染すると、胎児にも感染が起こり、「先天性風しん症候群」（ＣＲＳ：congenital rubella syndrome）という病気になることがあります。この病気では、生まれた赤ちゃんに、難聴、先天性心疾患、白内障が多く見られ、さらには知的障害が出ることもあります。とても怖い病気です。日本では１９９９〜２０１９年の20年間で、67例のＣＲＳの報告がありました。[※52] その多くが、妊婦が職場で二次感染をしたことによるとのことです。[※53] 妊婦が風しんを発症すると、胎児がＣＲＳを発症する確率が高く、妊娠１ヵ月では50％以上、２ヵ月で35％、３ヵ月で18％とのことです。そして、成人では15％ぐらいの不顕性感染（症状が出ない感染）があるので、妊婦が無症状でもＣＲＳが発症することがあるのです。[※54] これは大いに注意すべきことです。

風しん全体としての発生数は、年によって違いますが、日本では２０１８年は２９１７例の報告があり、２０１９年は10月の段階で既に２２００例以上の報告があります。その多くは、ウイルスを調べてみると、海外から持ち込まれた可能性が高いようです。

ワクチンは、現在は、麻しん・風しん混合ワクチンとして投与されています。生ワクチンで、「定期接種」に含まれています。１歳代で一度目、小学校入学の前年に二度目の接種をします。このワクチンも、他のワクチンと同様に、きわめて少数の重篤な副反応が報告されていますが、風しんの合併症のリスクに比べれば、はるかに小さなリスクです。したがって、ワクチン接種が勧められます。

一方、前掲の近藤誠氏の『ワクチン副作用の恐怖』[※16]（文藝春秋）では、「風しんワクチンは、妊娠を計画したときに、抗体価をはかってから接種を決めればよいでしょう。男性には不要です」という記述がありますが、これは明らかに誤った記述です。

というのは、２０１２〜２０１３年に日本で風しんの大流行があったときには患者の８割弱が男性で、特に20〜40代の人に感染が多かったのです。[※55]小さいときに２回の接種を受けていない人で、お子さんを家庭に持つ方およびその年齢層の方は、ぜひ風しんワクチン接種を受けておいたほうがよいでしょう。１９６２年４月２日〜１９７９年４月１日生まれの男性でワクチン接種を受けたかどうか確認できず、ご自分の抗体の有無についてご存じない方は、各市町村で検査を受けることができます。詳しくは厚生労働省のホームページを見てください。[※56]

また、風しんは、６０００人に一人程度と稀ですが、重篤化して脳炎を起こすことがあります。[※57]これは、ワクチンの副反応で脳炎を起こすよりずっと高い頻度です。したがって、男性も女性も風しんワクチンを受けるべきです。２回のワクチン接種で、95％程度の人が免疫を獲得します。

4-5 水痘（水ぼうそう）

水痘は、水ぼうそうともよばれます。英語ではchicken poxともよばれますが、ニワトリからもらう病気ではありません。この語源は、この病気で見られる発疹がchickpea（日本語でヒヨコマメ）という豆と外見上似ているからとか、発疹がまるでニワトリのくちばしで突っつかれたあとのように見えるからとか、諸説あるようです。※58

水痘は、ＤＮＡウイルスの一種の水痘・帯状《たいじょう》疱疹《ほうしん》ウイルスによって起こります。このウイルスの学名は、ヒトヘルペスウイルス３で、よく似たウイルスとして、口唇ヘルペスを起こす単純ヘルペスウイルス１型と、性器ヘルペスを起こす単純ヘルペスウイルス２型があります。つまり、水痘ウイルスはヘルペスウイルスの一種なのです。

水痘・帯状疱疹ウイルスは、感染力が強く、主に空気感染で広がり、１人の感染者から８〜10人に感染が拡大します。水痘の発症を予防する唯一の手段は、ワクチン接種です。

水痘は、水痘・帯状疱疹ウイルスがはじめてからだに感染したときに起こる病気です。症状は、軽い発熱、頭痛や、だるさなどの後に、発疹が出てきます。発疹の一つ一つが盛り上がり、痒《かゆ》くて丸い水疱（水ぶくれ）となり、それがやがてかさぶたとなり、消えていきます。ただし、ひどいと痕が残ることがあります。合併症としては、皮膚の二次性の細菌感染、脱水、肺炎や無菌性髄膜炎（脳を包む髄膜の炎症）、脳炎などがありますが、おおむね予後は良好とされています。ただし、病気が治っても、ウイルスは、からだから追い出されずに、神経細胞に入り込んで潜伏します。そして、からだの免疫力が落ちると、ウイルスが再活性化して、帯状疱疹という病気を起こします。つまり、水痘と帯状疱疹は同じウイルスで起こるのです。

帯状疱疹は、多くの場合、からだの一部（からだの左右どちらか一方）にチクチク、ピリピリしたような痛みを感じるようになり、それが赤い発疹となり、やがて水疱ができるようになります。強い痛みを感じることが多く、夜も眠れないほどの痛みとなることがあります。

日本人成人の約９割がこのウイルスを持っています。50歳ぐらいから帯状疱疹になる人が増え、80歳までに日本人の３人に１人がなるといわれています。[※59] 帯状疱疹が起こると、痒くて痛い発疹や水疱の他に、ウイルスによる角膜炎や結膜炎が起こることがあり、ひどいときには失明することがあります。さらには、しばしば、治りにくくてとても痛い神経痛である帯状疱疹後神経痛が起きてきます。２０１４年には、イギリスから帯状疱疹患者では発症１ヵ月以内で一過性脳虚血や脳卒中のリスクが増加するという報告がなされました。[※60、61、62] したがって、帯状疱疹は、ときには命にかかわる病気につながる可能性があり、積極的な予防や治療が必要な病気です。

最近は、帯状疱疹によく効く薬剤が出ています。「アシクロビル」「バラシクロビル」「ファムシクロビル」などのいわゆる抗ヘルペスウイルス薬です。これらの薬剤の出現により、帯状疱疹の治療成績は飛躍的に向上しました。いずれも、ウイルスＤＮＡの合成阻害をすることにより、抗ウイルス作用を発揮します。しかし、いったん神経に入り込んだウイルスは取り除くことができません。したがって、一番いいのは、ウイルスの活性化による帯状疱疹の発生を未然に防ぐことです。

そのためには、ワクチン接種が大事です。水痘ワクチンは、生ワクチンで、現在、「定期接種」として行われています。こどもの年齢が1歳になったらすぐに1回目の接種をし、その後、通常6ヵ月空けて二度目の接種をします。1回の接種だけだと10％ぐらいの人が水痘を発症する可能性がありますが、自然感染するより軽くて済み、水疱の痕も残りにくくなります。接種を2回受けると、水痘にはほとんどかからなくなります。[※63] 1歳のときに麻しん・風しん混合ワクチンと一緒に受けることができます。第3章の3-3で書いたように、同時接種で大きな問題が起こることはありません。

また、2016年からは、この水痘ワクチンが、帯状疱疹発症予防の目的で、50歳以上の大人にも使えるようになりました（＝帯状疱疹ワクチン）。これを接種することにより、帯状疱疹になるリスクが半減します。さらに、2018年からは、これまでの生ワクチンとは異なる「サブユニットワクチン」という新しいタイプのものが使えるようになりました。ウイルスタンパク質とアジュバントを混ぜて作られているので、感染性がありません。最近の臨床治験では、このワクチンには90％を超える帯状疱疹発症予防効果が見られているとのことです。[※64]

以上、麻しん（はしか）、風しん、水痘（水ぼうそう）と順番に述べてきましたが、いずれもあなどれない感染症です。それを図4-2にまとめてみました。

あなどると怖いこどもの三大感染症

その1：麻しん（はしか）

- ウイルスが免疫細胞に感染して、長期にわたり免疫機能が抑制され、約3割の患者が合併症を起こす
- 中耳炎を合併すると、難聴になることがある。心筋炎、肺炎、脳炎などを合併すると、最悪の場合、亡くなることもある
- 予防には**ワクチン接種が有効**

その2：風しん（三日はしか）

- 妊婦が感染すると、赤ちゃんにも感染が起こり、「先天性風しん症候群」になることがある
- 生まれた子に、しばしば難聴、先天性心疾患、白内障や知的障害が出る（CSR）、日本では過去20年間で67例の報告
- 予防には**ワクチン接種が有効**（男女ともに受けることが必要）

その3：水痘（水ぼうそう）

- 一度感染すると、ウイルスが神経細胞に入り込んで、からだに潜伏し、加齢などのために からだの抵抗力が落ちると、帯状疱疹（帯状ヘルペス）を起こす
- 帯状疱疹は、強い痛みや種々の合併症を起こすことがある
- 予防には**ワクチン接種が有効**

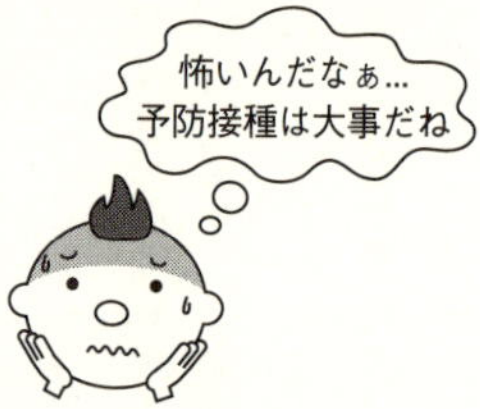

図4-2　こどもの三大感染症のリスクと対策

4-6 百日咳・ジフテリア・破傷風・ポリオ

百日咳、ジフテリア、破傷風、ポリオは、ワクチン接種の場合、四種混合（百日咳＋ジフテリア＋破傷風＋ポリオ）、あるいはポリオなしの三種混合（百日咳＋ジフテリア＋破傷風）として行うことが多いので、同じ項目の中でそれぞれの病気について、順番に説明します。

A　百日咳

百日咳は、百日咳菌という細菌によって起こる病気です。百日咳菌は、気道に感染するので、ひゅーひゅーというような特徴的な咳が起こり、それが長く続きます。昔は、百日も続く治りにくい病気だったことから、この名前がついたようです。英語ではwhooping coughといいますが、これはまさに「ひゅーひゅーという咳」という意味です。こどもの場合、コンコンという立て続けに起こる咳から始まり、やがて、ひゅーと音を立てて吸い込むような特有の咳に変わっていくのです。しかし、大人では必ずしもこの特徴的な咳が見られず、百日咳感染が見落とされることがあります。

この病気は、飛沫感染や接触感染で広がります。感染力が強く、１人が感染すると、16～21人に感染が広がります。昔は主にこどもの病気で、恐ろしい感染症の一つでした。１９５０年代には、良い抗菌薬やワクチンがなかったために、日本だけで約1万人もの死者が出て、その多くが乳幼児でした。ところが、百日咳ワクチンの出現とともに、死者は激減し、今ではほとんどゼロです。

しかし、百日咳は、今でも日本だけで年間3000例近くの報告があり、その3分の1ぐらいが15歳以上の患者です。そして、こどもの感染の場合、約半数が兄弟、あるいは両親のいずれかが感染源とのことです[※65]。この病気は不顕性感染といって、感染しても症状が出ない（しかし、まわりに感染を広げる）人がかなりいて、そのために知らずにうつすことがあるのです。また、アメリカ、イギリス、オーストラリアなどでは、実際に百日咳が流行しているという現実があります。つまり、百日咳菌は、われわれの周囲にいくらでも存在し、さらに海外から持ち込まれることや、われわれが海外に行って感染してくることもあります。日本から死者がいなくなったので、百日咳はもう心配しなくてもよいなどということはありません。

百日咳と診断がついた場合、主にマクロライド系抗菌薬（アジスロマイシン、クラリスロマイシン、エリスロマイシンなど）が使われます。治療開始後5日目ぐらいには、菌が検出できなくなるので、非常に有効な薬剤です。しかし問題は、大人の場合、百日咳を発症していても、特有の咳が見られないために、しばしば見落とされ、その結果、マクロライド系抗菌薬が使われず、感染が広がることがあります。

百日咳の予防には、ワクチンがもっとも効果的です。ワクチンは、現在は、四種混合ワクチンといって、百日咳、ジフテリア、破傷風、ポリオに対する不活化ワクチンが混合されたもの、あるいはポリオを抜いた三種混合ワクチンが主に使われています。生後3ヵ月から3～8週間隔で3回接種したあと、その約1年後に4回目の接種をします。これにより約9割の人が強い免疫を獲得して病気にかからなくなりますが、問題はその効果が持続するのが数年か、よくて10年程度であることとです。このために大人の百日咳患者が出るのです。したがって、最近は、乳児期にワクチン接種を受けた11～13歳未満の学童や青年・成人層にも追加接種をする必要性が議論されています。

ワクチンの副反応としては、三種混合も四種混合も接種した部位の腫れや痛みが出ることがありますが、重い全身的な副反応は報告されていません。安全なワクチンと考えてよいと思います。

B　ジフテリア

ジフテリア菌という細菌によって起こる病気です。気道に感染します。この菌は非常に強力な毒素を作り、それが神経や筋肉に働くと、患者は呼吸ができなくなったり、心不全を起こしたりして、死亡することがあります。日本では、第二次大戦終了直後1年間で約1万人がこの病気で命を落としていました。[※66] 幸い、その後は、死亡者数は激減し、1999年の報告を最後に、この病気の発生報告はありません。

しかし、海外ではジフテリアの発生が相変わらず見られます。1990~1995年にはロシアで大流行が起こり、4000人を超える死者が出ました。その後、2015年にはスペイン、2017年にはブラジル、ハイチ、ドミニカ、ベネズエラから患者の発生が報告されています。いつまた日本に入ってくるか、わからない状況です。

抗菌薬としては、ペニシリンやエリスロマイシンが有効ですが、ジフテリアの診断が遅れると、毒素が神経系や筋肉に働いて命にかかわる可能性があり、ジフテリア抗毒素（ウマで作ったジフテリア毒素に対する抗体）の投与が必要となります。

この病気の発生を予防するためには、ワクチン接種が一番です。ジフテリア毒素をホルマリン処理して無毒化したトキソイドが、ワクチン成分として使われます。いわゆるトキソイドワクチンです。先に述べたように、四種混合ワクチンといって、百日咳、ジフテリア、破傷風、ポリオに対する不活化ワクチンが混合されたもの、あるいはポリオを抜いた三種混合ワクチンが主に使われています。生後3ヵ月から3~8週間隔で3回接種したあと、その約1年後に4回目の接種をします。これにより、ジフテリアに対しては10年以上の長い予防効果が得られます。三種混合、四種混合ワクチンともに、安全性の高いワクチンです。

C　破傷風

この病気は、破傷風菌という細菌によって起こります。この菌は、土壌中に芽胞（一部の細菌が形成する、特殊な耐久性の高い細胞構造）のかたちで存在し、傷口などから体内に侵入します。すると、芽胞が侵入部位で発芽・増殖して、破傷風毒素（あるいはテタヌス毒素）とよばれる非常に強力な毒素が作られます。この毒素は、神経末端に働き、始めは、口が開きにくい、顎が疲れるなどの軽い症状ですが、やがては、全身の骨格筋が固く収縮してけいれんする強直性けいれんとよばれる重篤な症状が出てきます。この状態まで至ると、呼吸をしにくくなり、約3割の人が命を落とします[※67]。とても怖い病気です。

日本では、毎年、約100例の破傷風の発生と数人の死亡報告があります。これを防ぐ一番の手段は、破傷風毒素を不活化したトキソイドワクチンです。先に述べたように、現在は四種混合ワクチンといって、百日咳、ジフテリア、破傷風、ポリオに対する不活化ワクチンが混合されたもの、あるいはポリオを抜いた三種混合ワクチンが主に使われています。生後3ヵ月から3～8週間隔で3回接種したあと、その約1年後に4回目の接種をし、さらに約10年後にもう一度接種をします。これにより、9割以上の人に破傷風に対する強い予防効果が現れ、10年はその効果が持続します。いずれも、安全性の高いワクチンです。

D　ポリオ

小児マヒともよばれ、RNAウイルスのポリオウイルスによって起こる病気です。5歳未満の小児がかかりやすく、大人にも感染します。ただし、ヒトにのみ感染するので、理屈からすれば、この病気はヒトへのワクチン接種率を上げることにより、撲滅可能なはずです。

ポリオウイルスの感染経路は、主に経口感染ですが、感染初期では咳やくしゃみによる飛沫感染もあります。ウイルスが口から入ると、喉や腸管の粘膜で増え、血液を介して中枢神経系に到達します。脊髄運動神経に感染して、ニューロンを破壊し、弛緩性マヒ（だらりとしたマヒ）を引き起こすことがあります。感染者200人につき1人に不可逆性のマヒが起こります。[※68] 一方、感染しても、大部分（90～95％）の人には症状が出ません（不顕性感染）。しかし、このような状態でも、感染者の糞便にはウイルスが放出されるので、人から人へと感染が広がる感染源となります。

日本では1960年に大流行があり、全国で約6500名の患者が出ました。その翌年、ポリオ生ワクチンが緊急輸入されて学童への経口投与が一斉に行われるようになり、これが効果を示してその後は患者が激減しました。1981年以降は、野生型ウイルス（普通に自然界に存在するウイルスのことで、ワクチン中の弱毒化ウイルスとは少し異なる言葉）による患者が出ていません。ただし、2012年までに使われたワクチンは、生ワクチンだったために、残念なことですが、ワクチン接種を受けた人（約440万接種に1人の頻度）や、その周囲の家族、あるいは免疫が弱っている人などに（約580万接種に1人の頻度）、ポリオの症状が出たことがあります。[※69]

海外でもポリオ患者はワクチンの出現とともに激減しています。ただし、2013〜2014年にかけて、ソマリアとイスラエルでポリオウイルスの存在が確認されています。[※70]また、WHOは2017年4月現在で、アフガニスタン、ナイジェリア、パキスタンでポリオが流行している可能性があるとしています。[※71]これらの国と日本は行き来がありますので、ポリオウイルスが海外から持ち込まれてくる可能性はいくらでもあります。

ところが、前掲の『ワクチン副作用の恐怖』[※16]（近藤誠著、文藝春秋）では、このウイルスの感染経路が糞口感染であるので、「（日本で）現在、ポリオに感染する可能性があるとすれば、パキスタンもしくはアフガニスタンから来訪したポリオ患児が、汲みとり式便所と井戸の両方がそなわる、地方の家庭に滞在したときだけ、ということになります」と書いています。しかし、これは明らかな誤りです。糞口感染は水洗便所でも起こりますし、ポリオになるのはこどもだけでもありません。また、われわれがポリオ感染者のいる国へ旅行して感染してくることもあります。この病気に効く良い治療薬がない現状では、ポリオを日本ではあり得ない病気と考えるのは危険です。

予防のためには、ワクチン接種が大事です。以前は生ワクチンでしたが、２０１２年９月からは不活化ワクチンが使われています。先に述べた四種混合ワクチンは、百日咳、ジフテリア、破傷風、ポリオに対する不活化ワクチンが混合されたものです。生後３ヵ月から３～８週間隔で３回接種した後、その約1年後に4回目の接種をします。安全性の高いワクチンです。最近のアメリカＣＤＣ（疾病管理予防センター）の情報では、ポリオの不活化ワクチンの２回接種で９割の人に効果があり、３回接種すると99～１００％の人がポリオにかからなくなるとのことです。[※72]

47 おたふく風邪

流行性耳下腺炎、あるいはムンプスともよばれます。ＲＮＡウイルスのムンプスウイルスによって起こる病気です。このウイルスの感染力は強く、風しんウイルスや水痘ウイルスとほぼ同等（＝１人が感染すると10人近くが感染する）と考えられています。主に、唾液を介した飛沫感染によって広がりますが、接触感染もあります。

この病気は、３～６歳の小児に多く見られ、発熱とともに、耳の前下方にある耳下腺が腫れることが多いのですが、３割ほどは不顕性感染で、症状が出ないことがあります。耳下腺が腫れるのは、片側のこともありますが、多くの場合、「お多福さん」の顔のように両側がふっくらと腫れます。

通常、1～2週間で良くなりますが、困った合併症が見られることがしばしばあります。たとえば、頭痛や吐き気をともなう無菌性髄膜炎（発生頻度1～10％）があります。また、音を感じる神経が傷つくと、難聴、耳鳴りや、めまいをともなうムンプス難聴が起こります。[※73]この難聴は治りにくいのが特徴です。発症年齢は15歳以下が多く、その頻度は0・1～0・25％と、1000人に1人以上で、結構よく見られる合併症です。

おたふく風邪の最近の年間患者数は50万～100万人なので、ムンプス難聴の頻度を感染者1000人に1人とすると、毎年、日本中で500～1000人もの子どもが難聴に悩まされることになります。これは大変なことです。この他、頻度は低いですが、脳炎（0・02～0・3％）があります。また、大人では、しばしば症状がひどくなり、高熱を発して、膵炎（4％）、睾丸炎（20～40％）、卵巣炎（5％）[※74]などを合併することがあります。私の家内は30歳前におたふく風邪で顔が大きく腫れ、幸い、全快しましたが、高熱と腹痛で、うんうん唸っていたのを、私はよく覚えています。おたふく風邪は、単なるウイルス感染症の一つ、などとは言っていられません。子どものときにワクチン接種を受けておかないと、結構大変なことになりうる病気です。

ワクチンは、任意接種の生ワクチンです。おたふく風邪単独のワクチンの他に、混合ワクチンであるMMRワクチン（麻しん、風しん、おたふく風邪）も用いられています。1歳で1回目の接種を受け、その後2～6年経ったら2回目の接種を受けるのがベストです。2回の接種で、9割以上の人が強い免疫を獲得します。10年以上の効果が期待できます。ただし、生ワクチンなので、接種後に熱が出たり、耳下腺が腫れることなどがあり、また、数万人に1人ですが、無菌性髄膜炎になることがあります。[※75] しかし、おたふく風邪に実際にかかったときの髄膜炎になる頻度はもっとずっと高く（1〜10％）、ワクチン接種のほうがメリットが大きいと考えてよいと思います。

また、第3章の3-3で触れましたが、1998年、MMRワクチン（麻しん・風しん・おたふく風邪混合）接種により自閉症のこどもが増えたという論文発表をイギリスのアンドリュー・ウェイクフィールド氏が行いました。しかし、その後、この論文が捏造データを多く含むものであることがわかり、その後の調査結果も含めて、現在では、MMRワクチンと自閉症の関係は否定されています。

ちなみに、フィンランドでは1982年から麻しん、風しん、おたふく風邪に対するワクチン接種を約95％の国民が受けるようになったところ、1996年には麻しん、1997年には風しんとおたふく風邪の発生がゼロとなりました。つまり、ワクチン接種を十数年間広範に行うことにより、これらの感染症の発生をなくすことができたのです。そして、この間299万回の接種が行われましたが、前記の自閉症はまったく見られなかったということです。[※76]

日本ではおたふく風邪のワクチンは定期接種に含まれていません。任意接種となっていて、接種率は30〜40％程度です。[※77] 海外では、既に6割以上の国がおたふく風邪ワクチンを定期接種に含

めていますが、日本は先進国の中でただ一つ、任意接種のままになっています。[※78]
これが原因の一つだと思いますが、おたふく風邪は、先に述べたごとく日本では毎年、50万人程度の患者に加えて多くのムンプス難聴で悩む人が出ています。おたふく風邪に対する有効な治療法は現在のところないにもかかわらず、困った状態です。私は、おたふく風邪ワクチンは定期接種に組み入れられるべきものだと思います。

4-8 B型肝炎

ＤＮＡウイルスの一種、B型肝炎ウイルス（ＨＢＶ）の感染によって起こる病気です。急性B型肝炎と慢性B型肝炎があります。前者ははじめてＨＢＶに感染して発病したもの、一方、後者はＨＢＶに持続感染をしている人（キャリア）が発病したものです。世界中でＨＢＶの感染者は約20億人、持続感染者は3・5億人と、非常に多くの人たちがこのウイルスに感染しています。日本では、２００２年で１００万人（全人口の１％近く）程度のＨＢＶキャリアがいましたが、[※79]その後、後述するワクチン接種のために新たな発症者が減り、２０１０年段階、16～69歳までの年齢層ではその0・2％がウイルス抗原であるＨＢｓ抗原が陽性（その多くはキャリア）だったとのことです。[※80]現在は、さらにキャリアの数が減っていると思われますが、一方、世界中には3・5億人ものキャリアがいるのですから、世界との行き来が多い日本だけでキャリア率が下がっても、しばらくは気をつけて状況を眺める必要があると思われます。

ＨＢＶは、通常、血液・体液を介して感染します。妊娠・出産時に母から子へ感染する垂直感染と、性行為などで感染する水平感染があります。感染の多くは一過性で終わり、ウイルスがからだから追い出されますが、一部は持続感染に移行します。持続感染者ではその９割ぐらいが特に症状が見られない無症候性キャリアとなり、残りの１割ぐらいの人たちは慢性肝炎に移行し、その一部は肝硬変、肝がんを発症します。さらに、無症候性キャリアでも１０００人に数人の割合で肝がんを発症します。もし日本に50万人のキャリアがいれば、毎年５００人近くがＨＢＶ感染で肝がんを発症することになります。これは大変なことです。

ＨＢＶに感染すると、はじめは軽い発熱、食欲不振、全身の倦怠感などが見られ、続いて、大人だと3～5割に黄疸が現れるようになります。この時期では、血液中にウイルス抗原（ＨＢｓ抗原）と抗体（ＨＢ抗体）が出現し、さらにはウイルスＤＮＡが陽性となります。先に述べたごとく、一部の人は持続感染を経て、キャリアになります。

治療は、急性肝炎のうちは無治療でＨＢＶが自然に排除されるのを待ちます。慢性肝炎になると、インターフェロン（注射薬）や核酸アナログ製剤（内服薬）とよばれる抗ウイルス薬が使われますが、いずれもＨＢＶを完全に排除することはできません。※81
したがって、この病気では予防が一番で、ワクチン接種が大事です。２０１６年から定期接種の中に含まれるようになりました。０歳児は公費（無料）で接種を受けられ、生後２ヵ月から接種可能です。接種回数は３回で、１回目の接種から約１ヵ月を過ぎてから２回目を接種、さらに１回目の接種から約４ヵ月後に３回目の接種を行います。現在のＨＢＶワクチンは、遺伝子組換えワクチンで、感染を起こすことはなく、安全です。３回の接種で９割以上の人がＨＢＶ感染に対する抵抗性を獲得し、その効果は20年ぐらい続くとされています。[※82]

ワクチンの副反応として、全体の５％程度に発熱、発疹、局所の疼痛、痒み、腫脹、硬結、発赤、吐き気、下痢、食欲不振、頭痛、倦怠感、関節痛、筋肉痛、手の脱力感などが見られますが、数日で治まります。[※83]

１９９０年代にフランスやイギリスでＨＢＶワクチン接種が始まった後に、脳神経系が免疫の攻撃を受ける「多発性硬化症」という病気の発症が増えたという報告がありました。[※84,85] しかし、その後行われた解析の結果では、これを支持するものはなく、[※86,87] 少なくとも現在使われているＨＢＶワクチンでは、このような心配はないと考えてよいでしょう。

フィンランドを含む北欧諸国やイギリスでは、既にＨＢＶ陽性者が激減していることから、ＨＢＶに曝されるリスクのある人たち（医療従事者、家族に陽性者がいる人、出血傾向などがあり輸血を頻回に受ける可能性がある人、セックスワーカー、性的活動度の高い学生など）だけにワクチン接種をするようになっています。

一方、アメリカでは依然としてHBV感染者が多いことから、原則として小児全員にワクチン接種が行われています。日本もアメリカと同じですが、このままHBV持続感染者がどんどん減っていくと、近い将来に、必要な人だけがワクチン接種を受ける方向に変わっていく可能性も考えられます。

4 9 ヒブ感染症

細菌であるインフルエンザ菌（第2章の2-1参照）のb型（ヒブ）によって起こる病気です。感染経路は、この菌を持っている人からの飛沫感染、あるいは直接接触による感染です。ヒブは、ヒト以外の動物では検出されません。ワクチンが導入される前は、2歳頃までのこどもでは、鼻や喉にこの菌を持っていることがあり、これが体内で広がると、肺炎、髄膜炎や敗血症などの重い感染症を起こすことがしばしばありました。髄膜炎は脳を包む髄膜の炎症で、特に、こども（多くは5歳以下の乳幼児）のヒブ髄膜炎は急に進行することがあり、先進国でも3％ぐらいが命を落とし、助かっても神経系の後遺症を起こすことが多いという状況がありました。しかし、この状況はワクチンができてから大きく変わってきました。

ワクチンは、不活化ワクチンです。アメリカではこのワクチンの導入により、1980年代後半からわずか10年間で5歳以下のこどものヒブ感染症の頻度が100分の1になりました。[※88] 日本では2013年から定期接種に含まれるようになりました。このワクチンの導入前は、日本では毎年、1000人ぐらいのこどもが細菌性髄膜炎にかかり、そのうち約6割がヒブによるものでした。ところが、ヒブワクチンが使われるようになってから、ヒブによる髄膜炎は激減し、今ではほぼゼロになるとともに、ヒブそのものがこどもたちの鼻や喉からほぼ検出されない状態になっています。[※89]

4回のワクチン接種（初回免疫3回と追加免疫1回）を受けると、90％以上の人に抗体が作られるようになりますが[※90]、その効果は数年から10年ぐらいではないかと推測されています。[※91]この点については、今後のさらなる検討が必要です。

ヒブワクチンは、他のワクチンと同様、軽度の副反応の報告はありますが、大きなものはきわめて稀で（10万回の接種で1例以下）、日本小児科学会も2011年にヒブワクチンは安全であると声明を出しています。

以上、総合すると、ヒブワクチンはきわめて有用だと思います。前掲の近藤誠氏の『ワクチン副作用の恐怖』[※16]では「小児科医療の発達した今日、ヒブによる感染よりも、ワクチンによる副作用や死亡のほうが怖いと思います。打つべきでないワクチンです」と書かれています。どうしてこのような結論になるのか、私には不思議で仕方がありません。先入観なしに科学的にデータを見ると、とてもこのような結論にはならないのですが……。

4-10 肺炎球菌による肺炎

肺炎球菌（肺炎連鎖球菌）による感染症は、5歳未満の乳幼児や高齢者に多く見られます。こどもでは、この細菌により、肺炎、髄膜炎、中耳炎などが起こり、髄膜炎にかかると、こどもの2%が亡くなり、回復しても10%程度に難聴、精神発達遅滞、四肢マヒ、てんかんなどの後遺症が残ります。[※92] 一方、高齢者に多い肺炎球菌感染は、肺炎です。肺炎から敗血症（細菌が血液に入り全身に広がることで、菌血症ともいう）になると、約2割の方が亡くなります。これに加えて、交通事故で脾臓の摘出をした人、悪性腫瘍で治療中の人など、免疫能が低下している人も、種々の肺炎球菌による感染症のリスクが高くなります。

このように、肺炎球菌は結構怖い細菌なのですが、実は、乳幼児の半数、成人では10%程度では、特に症状を起こすことなしに、上気道粘膜に定着しています。細菌の外側に莢膜《きょうまく》という厚い膜を持っていて、自然免疫の主役であるマクロファージや好中球による食作用を免れることができます。他にも、われわれの組織にとりつくために有利な分子を細菌表面に何種類も持っていて、われわれのからだに棲み込みやすく、免疫機構を回避しやすいしくみを持っているのです。[※93]

治療には、ペニシリンを含む種々の抗菌物質が効果を示しますが、使いすぎると、耐性菌（抗菌物質が効きにくい、あるいは効かない菌）が増えてきます。実際、最近は世界中で耐性菌が増えてきていて、アメリカでは、この菌による敗血症（菌血症）が起こると、抗菌物質が十分に効果を示さず、小児では15〜20％、高齢者だと30〜40％が死亡します。[※94] また、インフルエンザウイルスの感染の際には、この肺炎球菌による肺炎が二次感染としてしばしば起こり、3割近くの人が敗血症（菌血症）になり、高い死亡率を示します。[※95]

こうなると、予防が一番なのですが、この細菌の場合、ワクチンに少し問題があります。それについて説明しましょう。

肺炎球菌ワクチンには、23価ワクチン（正しくは23価肺炎球菌莢膜ポリサッカライドワクチン……商品名「ニューモバックスNP」）と13価ワクチン（正しくは沈降13価肺炎球菌結合型ワクチン……商品名「プレベナー13」）の2種類があります。

ここで、言葉の説明です。肺炎球菌は、93種類のものがあり、そのうち23種類に効くのが23価ワクチン、13種類に効くのが13価ワクチンです。23価ワクチンは肺炎球菌莢膜中の多糖類（ポリサッカライド）をワクチン成分としたもの、13価ワクチンは、肺炎球菌莢膜多糖類にさらにタンパク質を結合させたものです。

なぜこのような2種類のものがあるかですが、一般に多糖類は、Bリンパ球しか刺激できず、その結果、Bリンパ球は短期間しか抗体を作らず、しかも免疫記憶（第5章の5-3）ができません（免疫記憶ができるためには、原則として、Tリンパ球が必要）。そして、多糖類に反応できるBリンパ球が増えてくるのは2歳以降で、増える場所は主に脾臓です。したがって、多糖類だけのワクチンは、乳児には使えず、また、交通事故などで脾臓を摘出した人にも使えません。そこで、多糖類にタンパク質を結合させて、Tリンパ球も同時に刺激できるようにしたのが多糖類にタンパク質を結合させた結合型ワクチンです（多糖類はBリンパ球しか刺激できませんが、タンパク質はTリンパ球、Bリンパ球の両方を刺激できます）。

したがって、結合型ワクチンは追加接種をすることにより、二次反応（初回に比べて、より早く、より強く起こる免疫反応）が期待できます。2006年当時では、13価ワクチンでも、23価ワクチンでも、市中肺炎（普通に暮らしている人に見られる肺炎のこと）を起こす肺炎球菌の約8割をカバーしていましたが[※96]、ワクチンが導入されるとともにこの率は下がり、現在では5割以下のようです[※97]。つまり、肺炎球菌ワクチンが効かない型の肺炎球菌が増えつつあります。

まず、乳幼児に対する肺炎球菌ワクチンについてです。乳幼児は23価ワクチンへの反応が良くないので、もっぱら13価ワクチンが用いられます。定期接種に含まれ、公費助成があります。初回接種は、生後2ヵ月以降（～7ヵ月未満まで）の間に行い、27日以上の間隔をおいて3回、追加接種については初回接種終了後に3回目の接種を行ってから60日以上の間隔をおいて1回の接種を行います。計4回もやらないといけないのですが、実際に接種すると、肺炎球菌が原因の髄膜炎や敗血症のリスクは1割以下に低下します[※98]。ただし、その効果は5年程度のようで[※99]、免疫記憶が非常に弱く、持続性が短いのが問題です。

高齢者に対する肺炎球菌ワクチンは、13価、23価のどちらも使われています。日本では、65歳以上の人とともに、60歳から65歳未満の人で心臓、腎臓、呼吸器の疾患のために日常活動が極度に制限される人や、ヒト免疫不全ウイルス感染のために日常生活に大きな障害がある人などが公費助成の対象です。[※100] しかし、13価、23価のどちらのワクチンも効果がもう一つで、髄膜炎や敗血症などの重篤な肺炎球菌感染症は確かに減るのですが、肺炎全体の発生頻度は減りません。[※101、102、103、104] これは先に述べたように、これらのワクチンがかなり効果を示した結果、ワクチンの肺炎球菌カバー率が低下してきて、ワクチンが効かない型の肺炎球菌が増えてきたこと、そして、肺炎球菌以外の細菌による肺炎が相対的に増えてきたことなどが原因と考えられます。

肺炎球菌ワクチンは、13価も23価も、他のワクチンと同様、軽度の副反応の報告はありますが、重いものはきわめて稀です。[※105]

以上まとめると、乳幼児に対する肺炎球菌ワクチンは、持続効果が短いものの、重篤な肺炎球菌感染症のリスクを大きく下げることから、有用なものだと思います。一方、高齢者に対する肺炎球菌ワクチンは、現在では期待するほどの大きな効果が見られていません。基礎疾患があり免疫力が低下しているハイリスクグループも接種対象とされていますが、そもそも免疫能が下がっているためにワクチンに対する反応性が良くなく、期待するような効果が得られていません。公費助成には大きな費用がかかりますが、高齢者の肺炎球菌ワクチンに対する助成が本当に必要かどうかは再考する必要があるかもしれません。

4-11 ロタウイルス感染症

ロタウイルスはRNAウイルスの一種です。「ロタ」とはラテン語で「車輪」の意味で、このウイルスを電子顕微鏡で見ると「車輪」のようなかたちをしていることから、この名前がつきました。このウイルスは、いくつかの群に分けられますが、なかでもA群ロタウイルスによる感染が多く、[※106]小腸の上皮細胞に感染します。

乳幼児（0〜6歳）に急性の胃腸炎を起こし、ほぼ5歳までに世界中のすべてのこどもがこのウイルスによる急性胃腸炎を経験する、というほど頻度が高いものです。[※107]

主な感染経路は、人と人との間で起こる糞口感染（糞便が手指を介して口に入り、感染すること）です。とても感染力の強いウイルスで、アルコール消毒はあまり効かず、広がるのを防ぐためには、家庭用塩素系漂白剤を0・1％程度の濃度に薄めて使うのがいいでしょう。

感染すると、水のような下痢、吐き気、嘔吐、発熱、腹痛などの症状が出ます。下痢と嘔吐を何度も繰り返すと、脱水が進み、入院治療が必要となることがあります。合併症として、けいれんや脳炎が起こることがあり、最悪の場合、死に至ります。日本では毎年、約80万人の患者が発

生し、入院患者は7万～8万人に及び、そのうち2～18人が亡くなっています。[※108]

このウイルスは、型がいくつもあり、お互いにある程度の交叉免疫を示します。ということは、一つの型のウイルスに感染すると、他の型のウイルスにも一部、免疫が及ぶことになります。ただし、誘導される免疫反応は、あまり強いものでなく、持続も短いために、一人の人が何度もロタウイルス感染を繰り返すことがありますが、症状は少しずつ軽くなるとされています。[※109]

残念ながら、ロタウイルスに効く抗ウイルス剤は、現在のところありません。根本治療ができないので、感染したら、脱水を防ぐための水分補給や、時には点滴治療などの対症療法が中心となります。

ここでワクチンについてです。先に述べたように、ロタウイルスは初回感染時の症状がもっとも重く、2回目から少しずつ症状が軽くなります。したがって、ロタウイルスワクチンの役割は、感染自体を予防することではなく、初回以降の感染の症状がひどくなるのを防ぐことです。単価ワクチン（2回接種）と5価ワクチン（3回接種）の2種類があります。単価ワクチンは1種類のロタウイルスに対するもので、胃腸炎を起こすロタウイルスの6割ぐらいに効きます。一方、5価ワクチンは5種類のロタウイルスに効果を示し、ロタウイルスの約9割をカバーします。いずれも弱毒化した生ワクチンです。これまでは任意接種でしたが、２０２０年10月1日から定期接種に含まれることになりました。

生後2ヵ月以降に他のワクチンと同時接種することが勧められています。[※110] いずれのワクチンも、ロタウイルス胃腸炎の重症化を9割以上防ぐことができ、その効果は2～3年続くようです。[※111]

これに加えて、つい最近のことですが、ロタウイルスワクチンの投与によりI型糖尿病の発症が減ったという驚くようなことがオーストラリアとアメリカから報告されています。[※112、113] I型糖尿病とは、小児期を中心に幅広い年代で見られる原因不明の自己免疫疾患です。ウイルス感染などを契機に、膵臓のβ細胞に対する自己免疫反応が始まり、β細胞が破壊されます。その結果、インスリンが十分に作られなくなり、血糖値が上がって糖尿病状態になるので、生涯にわたってインスリンを補う治療が必要になる病気です。

オーストラリアとアメリカの研究者の調査によると、ロタウイルスワクチン投与を受けたこどもたちは受けないこどもたちに比べてI型糖尿病の発症率が15～33%低下したそうです。ロタウイルス感染がI型糖尿病の発症に関連していることが窺われるデータです。ただし、日本ではI型糖尿病は比較的稀な病気で、年間発症率は1・4～2・2/10万人と、北欧諸国やイギリスに比べると10分の1程度です。

このワクチンの主な副反応としては、下痢やぐずり（すぐに泣いてしまう）などが見られることがありますが、数日でなおります。ただし、気をつけないといけないのは、腸重積とよばれる病気です。腸と腸がはまり合うようになる病気で、強い吐き気や嘔吐、腹痛、さらには便に血が混じることもあります。命にかかわることがあるので、おかしいと思ったときには、急いで治療を受けることが必要です。ロタウイルスワクチン接種では数万回に1回ですが、特に最初の接種後1週間以内に腸重積が発生することが報告されています。※114 腸重積自体は原因不明の病気です。どうしてロタウイルスワクチンが、きわめて低い頻度ではあるものの、腸重積のリスクを上げるのかについてはわかっていません。

以上、まとめると、ロタウイルスは子どもの急性胃腸炎の主な原因であり、ワクチン接種により、生命の危険を及ぼすような胃腸炎を防ぐことができます。したがって、有用なワクチンだと思います。ただし、数万接種に1回の頻度で腸重積が見られることがあるので、この点は要注意です。

蛇足かもしれませんが、数万回に1回という数字をどう見るか、なかなか判断が難しい問題です。ちなみに、飛行機に乗って死亡事故に遭うのは100万回搭乗で9回程度（10万回に1回程度）の確率だそうです（第3章の3-8で述べました）。

4-12 結核

結核は、抗酸菌という細菌の一種である結核菌によって起こる病気です。その9割は肺結核といって、肺に病巣が作られます。残りの約1割は、肺以外の臓器、たとえば、骨、関節、腎臓などに病巣を作ります。結核は、日本では既に過去のものであるかのようにいわれることがありますが、それは間違っています。まず世界の状況を説明した後に日本の状況を説明しましょう。

世界では、2016年時点で、毎年約1000万人が新たに結核を発病し、約170万人が亡くなっています。インド、インドネシア、中国、フィリピン、パキスタン、ナイジェリア、南アフリカ共和国などで発生が多く、これらの7ヵ国で世界全体の6割を占めています[※115]。まだまだ猛威を振るっている病気です。

日本でも、2018年時点で、約1万7000人の新たな結核発病者が報告され、現在でも毎日約50人が発症し、毎日6人が命を落としています[※116]。日本の結核罹患率は人口10万あたり13・3で、世界的には結核・中蔓延国とされています（低蔓延国は10万あたり10以下）。ちなみに、先進国は、軒並み低蔓延国で、イギリスと日本が中蔓延国です。日本では、新規感染者の約7割が65歳以上とお年寄りに多く、このために若い人には少ない病気であるかのように思われがちです。ところが、最近は、外国生まれの若者に感染者が増えていて、20〜29歳の新規登録者の約6割が外国生まれの人とのことです。[※117] つまり、結核は、日本では若い人たちの間にもあり、一般社会にざらにある感染症の一つです。決して過去の病気ではありません。

結核は、空気感染によって広がります。咳や唾液に含まれる結核菌が空気に乗って広がるのです。結核菌は感染力が非常に強く、世界の総人口の４分の１が既に感染しています。ただし、その多くは発症しません。一人の生涯で結核を発症するリスクは５～15％です。ただし、栄養失調者、糖尿病患者、喫煙者やＨＩＶ感染者などの免疫能が低下している人だと、発症リスクがずっと高くなります。結核を発症すると、１年間で周囲の濃厚接触者（行動を一緒にしたり、接触したりする人）の10～15人に感染させるとされています。[※115] ということは、一つの家庭内で一人でも感染者が出ると、何人もが感染するようになるということです。これは要注意です。

症状は、典型的には、風邪症状から始まり、からだのだるさ、微熱、寝汗や、痰がからむ咳などが続くようになります（通常、２週間以上）。お年寄りでは、しばしば、このような症状があまり出ないことがあり、そのために感染が気づかれないことがあります。また、若い人たちでも同様のことがあります。結果として、身近な人たちに結核を広げてしまうことになります。

治療には、良い抗結核薬があります。抗結核薬の服用は、公費負担の対象です。通常、４種類の抗結核薬を６～９ヵ月間毎日きちんと飲むことにより、結核を治すことができます。ただし、治療の途中で勝手に薬をやめると、完全には治らなくなります。それだけでなく、結核菌が抵抗性を獲得して耐性菌になる可能性があります。したがって、抗結核薬は医師の指示どおりに毎日続けて服用することが必要です。

結核は、このように、依然蔓延している病気です。知らずに感染している人が病気を広げていってしまいます。したがって、結核は予防できるのが一番なのですが、現在のワクチンには問題があります。

日本では、結核の予防にＢＣＧとよばれるワクチンが用いられています。ＢＣＧというのは、Bacillus Calmette-Guérinの頭文字をとったもので、最初のＢは細菌のこと、ＣとＧは、このワクチンを開発したフランス・パスツール研究所のカルメット（Calmette）氏とゲラン（Guérin）氏に由来しています。両氏は、20世紀初頭、ウシの結核菌を長期に培養することによって弱毒化した（＝毒性を下げた）結核菌を得ることに成功し、これにより、生きた菌がワクチンとして使われるようになったのです。そして、多くの国でＢＣＧが使用された結果、乳幼児期に接種すると、結核の発症を5割程度予防し、重篤な髄膜炎や全身性の結核に関しては6～7割程度予防することがわかってきました。[※118] 現在、日本では、日本の菌（Tokyo 172 strain）由来のＢＣＧワクチンが使われていて、重篤な肺結核や全身性の結核を防ぐのに効果があることが確認され、さらにその効果は10～15年持続するとされています。[※119]

一方、ＢＣＧの効き方が国や地域によって大きく違うことが明らかになってきました。大まかにいうと、赤道から離れた国々ではBCGがよく効くのですが、赤道に近い国々ではBCGの効きが非常に悪いというはっきりとした傾向があるのです。[※120]この理由として、いろいろなことがあげられています。その一つが、赤道に近い地域では結核以外の抗酸菌にも感染するリスクが高く、そのような感染が先に起きているとBCGの効果が薄くなる可能性があるようです。また、BCGワクチンの効果が思ったより短い可能性や、さらには、赤道に近い地域ではBCGの保存の仕方が統一されていない（保存中に品質が低下してしまう）可能性など、いろいろいわれていますす。しかし、本当の理由はまだよくわかっていません。[※121]これらのことから、今のBCGの効果には疑問が投げかけられることがしばしばあり、現在、より広く効果を示すような新しい結核ワクチンの開発が試みられています。[※122]

BCGに関するもう一つの問題は、種々の副反応があることです。日本では乳幼児期に全員が1回の接種を受けることになっているのですが、生ワクチンであるために、接種部位に強い炎症を起こすことがあります。また、免疫能が下がっている人には、頻度は低いものの、ワクチンで使用されているBCG菌が骨に感染して骨炎を起こしたり（約90万接種で10件）、全身性のBCG感染症（約90万接種で2件）を起こすことがあります。[※123]このようなことから、ドイツ、オランダ、スウェーデンなどでは全員にBCG接種をするのではなく、感染の可能性が高いハイリスク群（近くに感染者がいるとか、感染地域に旅行する可能性があるなど）のみに接種が行われています。ただし、これらの国は結核に関しては低蔓延国です。同じヨーロッパでも中蔓延国のイギリスはまだ全員接種をしています。

以上、まとめると、BCGは結核の予防にはかなり効果があり、結核の重症化を防ぐ効果があります。一方、BCGが生ワクチンであることから、ある程度の副反応があります。しかし、注目すべきは、日本では毎年2万人近い新規の結核発症者が報告されていて、患者と濃厚に接触した人が1年で周囲の10～15人に感染させるという可能性があることです。そして、アジア、アフリカの途上国では相変わらず結核が主要な感染症であり、日本にはこれらの国から感染者が入ってくることも無視できないことです。これらのことを考慮すると、日本で今すぐBCGの全員接種をやめてハイリスク群だけに投与するというのは、時期尚早ではないかと思います。任意接種にすべきであるという意見もありますが、現在のやり方を変えるほどの大きなメリットがあるとは私には思えません。当面、より安全で、より効果の高い結核ワクチンの開発がまたれるところです。

4-13 日本脳炎

日本脳炎は、RNAウイルスの一種の日本脳炎ウイルスによって起こる病気です。日本では、水田や池に発生する蚊（コガタアカイエカ）が媒介します。蚊に刺されたブタの体内でウイルスが増え、そのブタを吸血した蚊が人を刺すことによって感染が広がります。人から人へと感染することはありません。大部分の人は、ウイルスを持つ蚊に刺されて感染しても、無症状で、実際に日本脳炎を発病するのは１００～１０００人に１人とのことです。[※124]

症状は、典型的には、頭痛、吐き気、めまい、高熱などから始まり、その後、意識障害、マヒなどの神経症状をともなう脳炎の症状が始まります。日本脳炎は、以前は、いったん脳炎を起こすと、亡くなったり、強い後遺症が残ることが多かったので、怖い病気とされていました。実際、私がこどもの頃（１９５０～60年代）は、日本脳炎の発生は珍しくなく、私自身、日本脳炎ワクチン接種を何度も受けています。その後、広範なワクチン接種が功を奏したのか、それとも日本人の衛生環境や栄養状態が良くなったためか、１９６６年の時点では日本全体で２０１７例の発生報告があったのが、１９９２年以降は発生数が著減し、毎年10人以下となりました。しかも、発病者の多くは高齢者です。

厚生労働省は、ウイルスを持つ蚊が本当に減っているかを調べるために、日本脳炎ウイルスに対する抗体を持つブタの頻度を毎年、地域別に調べています（ブタが抗体陽性ということは、そのブタが感染した蚊に刺されたことを示します）。すると、２０１８年７月の段階では、東日本では陽性を示すブタはほとんどゼロでしたが、西日本では、徳島県、香川県、鳥取県、長崎県、佐賀県で調べたブタの80～１００％が抗体陽性でした。[※125]ただし、これらの陽性ブタがいつ蚊に刺されたのかはわかりません。しかし、こう書いているうちに、2019年9月13日の読売新聞に、大阪府八尾市で日本脳炎ウイルスを保有する蚊が見つかったという記事が出ました。2003年から市保健所が定期調査を行い、これまでウイルス陽性の蚊が見つかったことはなかったのですが、今回採取した24匹のうち2匹から日本脳炎ウイルスが検出されたとのことです。ということは、日本脳炎ウイルスを持つ蚊は日本から消えてはいないということになります。外国から持ち込まれた可能性があるかもしれません。

日本脳炎に対しては良い治療薬がありません。したがって予防するのが一番ですが、ワクチンに頼るべきかどうかは判断がなかなか難しいところです。

ワクチンは不活化ワクチンなので、ワクチン接種によりウイルス感染が起こることはありません。標準的な接種回数は4回で、初回接種は3～4歳の期間に6～28日までの間隔をおいて2回、追加接種は2回目の接種を行ってからおおむね1年を経過した時期に1回、そして、9～10歳までの期間に1回の接種を行います。

このワクチン接種は1965年以来、広く行われていたのですが、一つ問題がありました。それは、2009年まで使われていたワクチンでは、マウスの脳から精製した成分が使われていたことです。これは、ワクチン作製のために日本脳炎ウイルスをマウスに脳内接種し、感染した脳からワクチン成分を精製するという方法が用いられていたためでした。このために、このワクチンにはマウスの脳成分が混入している可能性があり、接種を受けた人がマウスのタンパク質にアレルギーを示す可能性や、最悪の場合には脳成分に対する免疫反応が起こって自己免疫性脳炎が起こる可能性が指摘されていました。事実、2004年夏、このマウス脳由来ワクチンの接種を受けた中学生が重い脳炎にかかり、その後、厚労省の予防接種健康被害認定部会・認定分科会がこの件に関してはワクチンと脳炎の因果関係が否定できない、という結論を出したのです。[※126]

このため、厚労省はこのワクチンの積極的な使用を差し控えたために、ワクチン接種率は急激に低下し、2005年の段階で4~5歳児の抗体保有率が80%以上だったのが、2008年には20%以下となりました。しかし、2009年からは細胞培養によって作られた(マウス脳成分を含まない)不活化ワクチンが使えるようになり、厚労省は日本脳炎ワクチン接種の積極的勧奨を再開しました。そのためか、2017年8月段階では、20歳未満の人の抗体保有率が2005年以前の状態に戻っているとのことです。[※127]

ここで一つ注意すべきは、ワクチン接種率が非常に低かった2005~2010年の間でも脳炎の発生率が以前より上がらなかったことですが、[※128]前に打っていたワクチンの効果は集団の中では一定期間続く(集団免疫効果)ことを考慮すると、「この間、脳炎発生が増えなかったので、日本脳炎ワクチンは不要」と結論するのは、少し短絡的かもしれません。

まとめると、日本脳炎の発生率は現在では年間10例程度と20~30年前と比べるときわめて低下し、また、日本脳炎に対する抗体を保有するブタも東日本ではほとんどゼロになっています。つまり、ウイルスを持つ蚊自体が非常に減ってきているのだと思います。こういう現状で、ウイルスを持つ蚊に刺された人の日本脳炎を発病する確率が100〜1000人に1人となると、ワクチンの必要性はかなり低くなってきているような気がします。また、細胞培養によって作られた新しい日本脳炎ワクチンが使われるようになってからも、ワクチン接種後脳炎の報告があるという状況があります（2013〜2016年の間に12件[※129]）。したがって、このワクチンの接種を受けるかどうかは、以上のことを考慮のうえ、皆さんにご自分で決めていただくのがよいと思います。

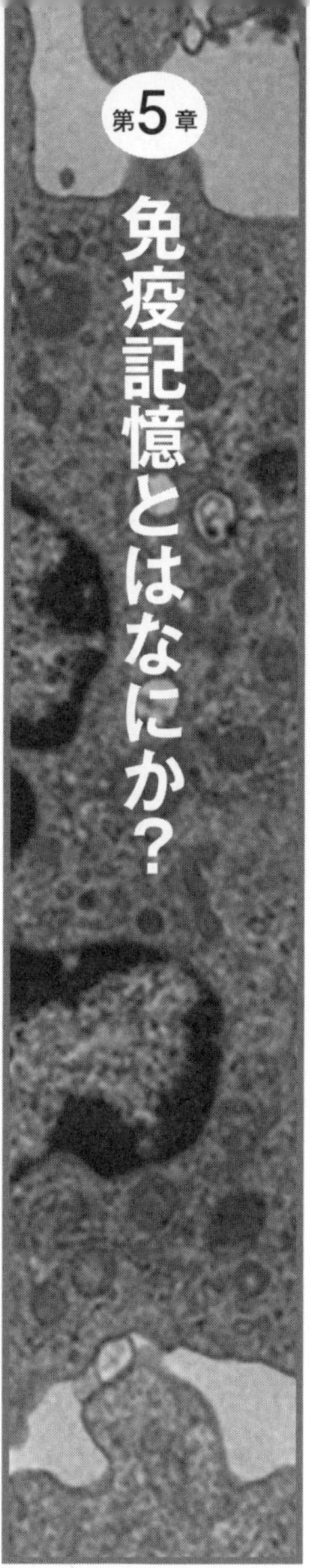

第5章 免疫記憶とはなにか？

この章では、ワクチンがどのようにしてわれわれのからだに免疫反応を起こすのか、説明します。少し専門的な記述が入りますので、より実用的な情報を得ることを目的とされる方々は、この章は読み飛ばしていただいて構いません。

第1章で説明したように、病原体が体内に侵入してくると、からだの防御システムが働き、その拡散を食い止めようとします。最初に働くのが「自然免疫系」です。このしくみで病原体の侵入・拡散が防げない場合には、より高度で洗練された機能を持つ「獲得免疫系」が働きます。それぞれの免疫系には、種々の役者が存在し、共同して働きます。たとえ病原体自体が侵入してこなくても、ワクチン接種をすると、これらの役者たちが刺激を受け、その結果、獲得免疫系が活性化されて、ワクチンに含まれる病原体あるいはその構成成分に対する免疫（＝臨戦態勢）ができあがります。一方、他の病原体に対する反応性は元と変わりません。つまり、ワクチン接種では特定の病原体に対してだけ臨戦態勢ができあがるのです。また、このような状態は、自然免疫系、獲得免疫系の両方が適切に刺激を受けたときにだけできあがります。つまり、ワクチンが働く標的は、自然免疫系、獲得免疫系の両方です。

5 1 自然免疫系とその異物の認識のしかた

まず、自然免疫系を見てみましょう。病原体や異物が「物理的バリアー」、「化学的バリアー」を乗り越えて、体内に侵入してくると、「食細胞による細胞バリアー」の出番となります。「食細胞」は、侵入してきた病原体を取り込み、殺菌しようとするとともに、周囲の細胞に対する警報となる「炎症性サイトカイン」とよばれる可溶性のタンパク質を作ります。

「サイトカイン」は、細胞どうしがお互いにシグナルをやりとりするときに使う一群のタンパク質です。細胞から放出されて、相手の細胞膜の上にあるサイトカインレセプター（＝受容体タンパク質）に結合して、たとえば、さあ動きなさいとか、分裂しなさいとか、相手の細胞にシグナルを伝えます。

サイトカインには何十種類もありますが、特に異物侵入時に作られるものは、「炎症性サイトカイン」とよばれ、炎症を促進する役割を持っています。よく知られているものに、ＴＮＦ－

α、インターロイキン－６（ＩＬ－６）、インターロイキン－１（ＩＬ－１）などがあります。また、抗ウイルス作用を持つサイトカインであるⅠ型インターフェロン（ＩＦＮ－α、ＩＦＮ－β）も炎症時に作られます。

これらの炎症性サイトカインは、正常時にはほとんど作られていませんが、異物の侵入があると、後で述べる細胞表面の異物センサーが異物を感知して、その結果、炎症性サイトカインが細胞内で作られるようになり、細胞外に放出され、「警報」として周囲の細胞に働き、異物侵入に対抗するための準備をさせます。炎症反応（＝異物排除反応）の引き金を引く役目をするのです。

炎症性サイトカインを特にたくさん作るのは食細胞です。食細胞には、マクロファージ、単球、樹状細胞、好中球など、いろいろなものがあります。いずれも異物を食べる能力を持ち、細胞内に取り込んだものを分解、あるいは殺菌して、異物の排除に重要な役割をします。また、多量の炎症性サイトカインを作ることにより、周囲の細胞を活性化します。

食細胞の中で、ワクチン接種ともっとも関連の深いのが「樹状細胞」です（図５－１）。細胞の表面が木の枝（樹枝）のようにまわりに突き出ているので、この名前がつきました。樹状細胞は、未熟なうちは異物を食べて取り込む能力が高く、成熟するとともに食べる能力は減るのですが、取り込んだものを細かく分解して、それをあたかも「これが異物ですよ」というように細胞表面に提示し、これを見たリンパ球がこの異物に対して反応し、活性化するようになります。ま

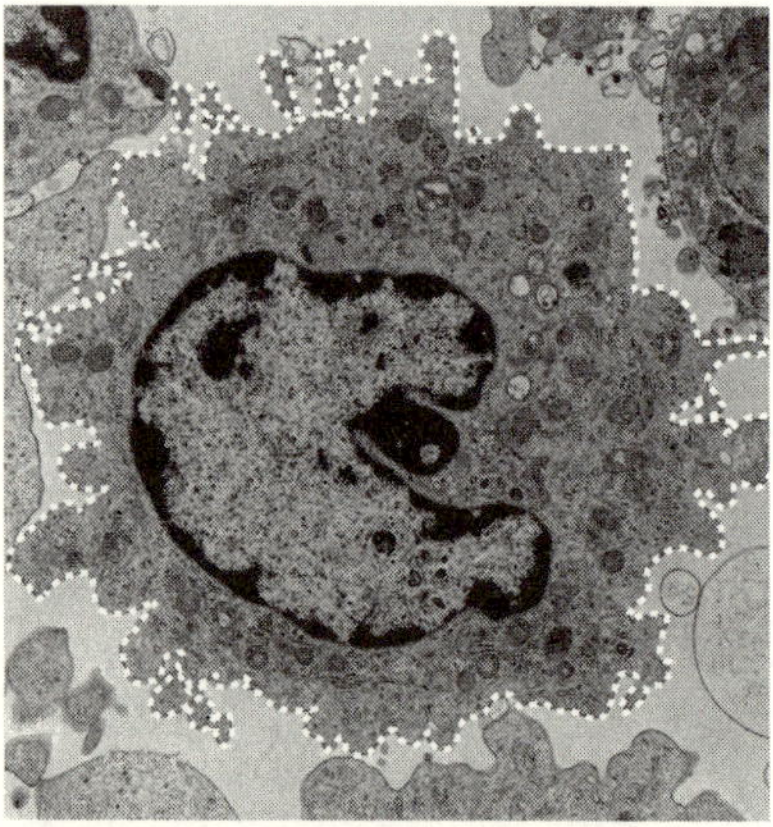

樹状細胞は、細胞から多数の樹枝状の突起を出す。ここでは、細胞の輪郭がわかりやすくなるように細胞周囲を白い点線で示している（関西医療大学・東家一雄教授の提供）

図5-1　樹状細胞の透過型電子顕微鏡像

るで、お母さんが堅い食べ物をかみ砕き、口の中で柔らかくして、こどもに「はい食べなさいね」と示すかのようなので、この現象のことを「樹状細胞によるリンパ球への抗原提示」とよびます。樹状細胞のことを抗原提示細胞とよぶことがありますが、それはこのためです。

　ワクチン接種をすると、病原体の構成成分が樹状細胞に取り込まれ、細胞内で分解され、その一部が樹状細胞の表面に提示されるようになります。樹状細胞はこれによって獲得免疫系の主たる構成成分であるTリンパ球を刺激し、さらにはBリンパ球も刺激して、抗体が作られるようになるのです。これが樹状細胞のもっとも重要な役目です。

　このような自然免疫系に対して、獲得免疫系の主役は「リンパ球」です。抗体を作るBリンパ球、Bリンパ球を助けるヘルパーTリンパ球や、感染細胞を殺すキラーTリンパ球などがありま

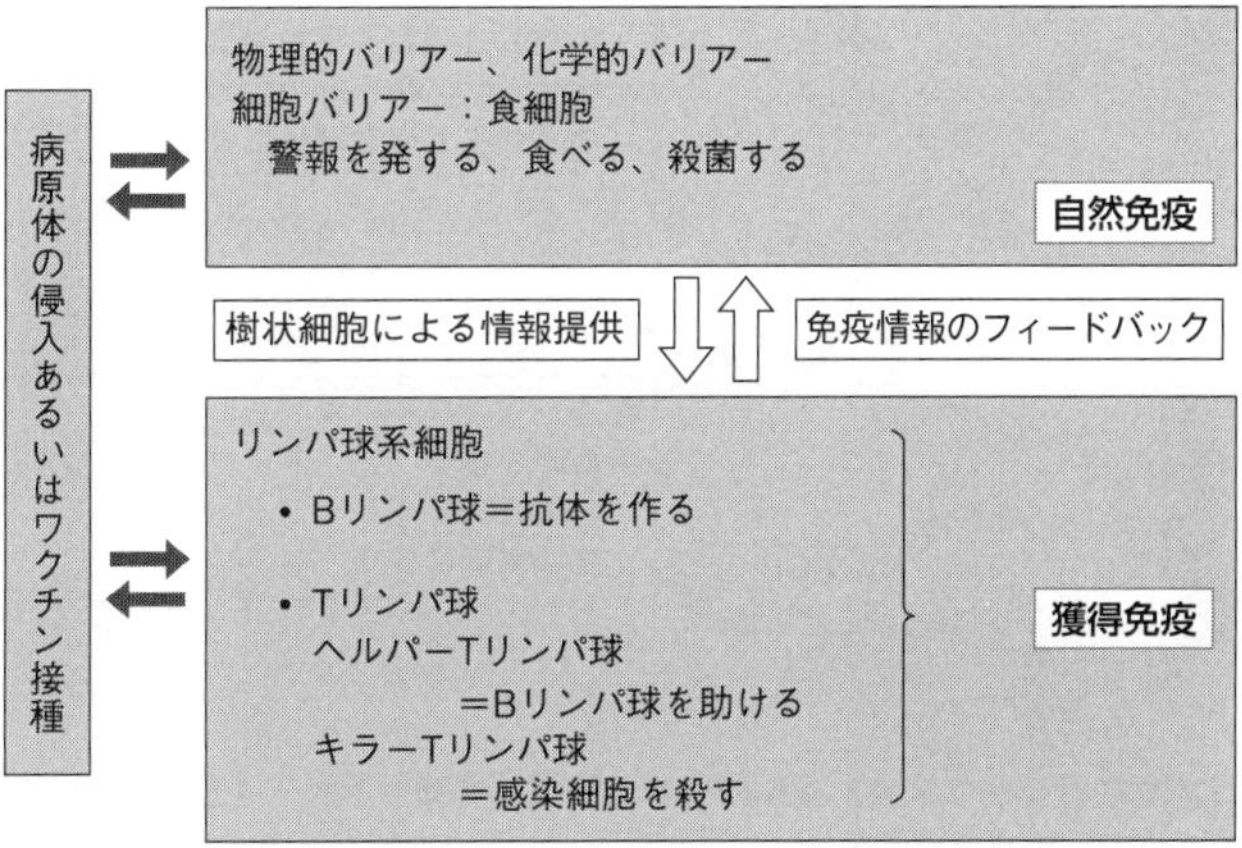

図5-2　自然免疫系と獲得免疫系が共同して働くことにより、病原体を排除する

す。

図5－2で示すように、異物侵入によって食細胞が刺激されると、炎症性サイトカインが作られ、これにより自然免疫系からの情報が獲得免疫系に伝えられて、獲得免疫系が動き出します。つまり、リンパ球が働き出して、Ｂリンパ球が抗体を作り、キラーＴリンパ球が感染細胞を殺すのです。そして、この過程では、獲得免疫系からの情報が自然免疫系に伝えられて、アクセルやブレーキの強さが変わり、免疫反応全体の強さや持続期間が調節されます。

自然免疫系細胞と獲得免疫系細胞では、異物を認識する方法が大きく異な

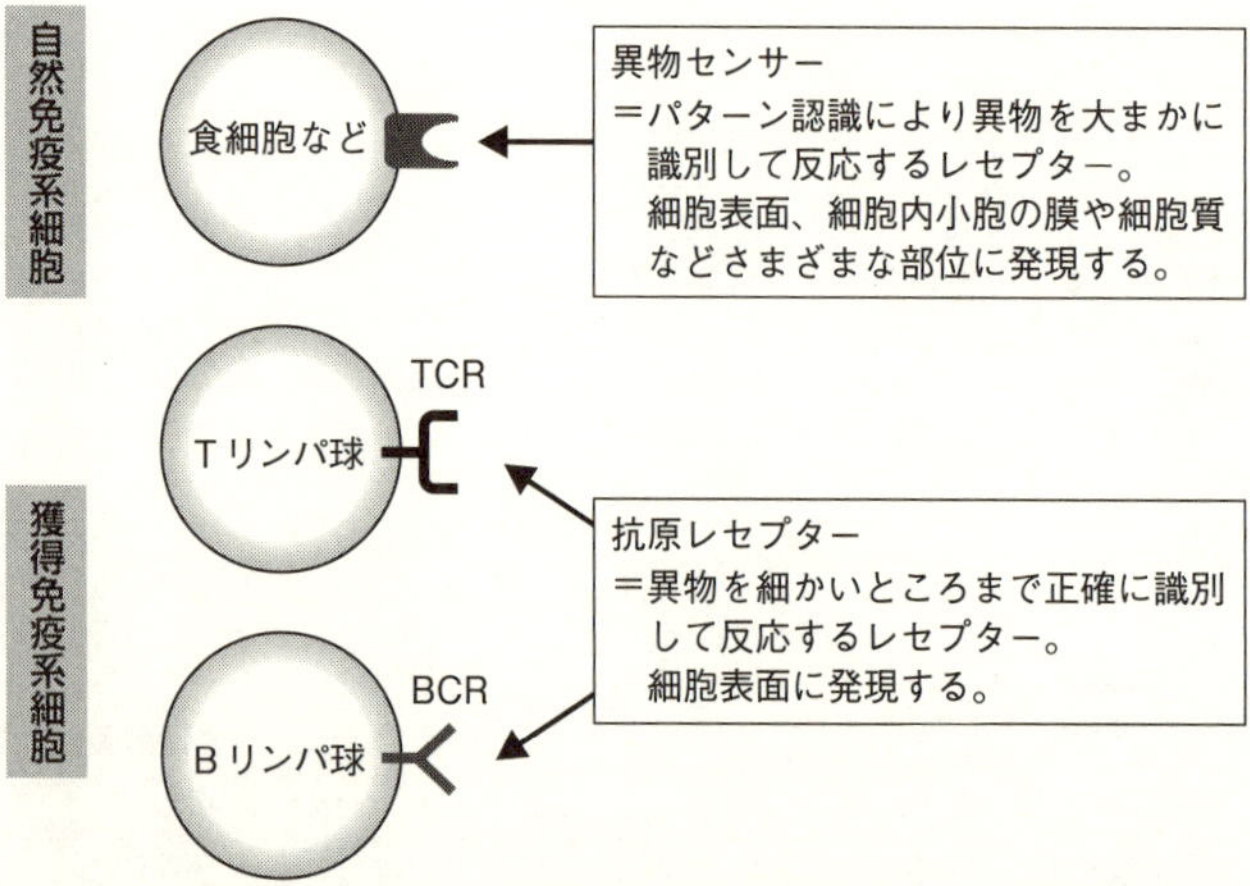

自然免疫系細胞は、大まかに異物を認識する異物センサーを細胞表面に持つ。一方、獲得免疫系細胞（リンパ球）は、異物を細かいところまで正確に識別する抗原レセプター（Tリンパ球はTCR、Bリンパ球はBCR）を細胞表面に持つ

図5-3　自然免疫系細胞と獲得免疫系細胞は異なるしくみを用いて異物を認識する

ります（図5-3）。自然免疫系の細胞は、「異物センサー」と総称される構造（タンパク質）を用います。これは、異物を大まかに認識する「アンテナ」で、異物を見ると、これはDNAウイルスだなとか、RNAウイルスだなとか、細菌だなとか、大まかにパターン認識する「アンテナ＝レセプター」です。

後でも述べるように、このアンテナは何十種類もあり、細胞膜表面や細胞内小胞の膜や細胞質などさまざまなところに発現しています。代表的なものとしてTLRとよばれる一群のタンパク質があります（表5-1）。

病原体センサー	代表的なメンバー	局在	認識する相手
TLR	TLR1, 2, 3, 4……など約10種類	細胞膜あるいは小胞体膜	細菌、ウイルスなどの種々の構成成分
CLR	Dectin-1, -2, Mincleなど約20種類	細胞膜	真菌の細胞壁構成成分
NLR	NOD1, 2, NLRP1, 2, 3など約20種類	細胞質	細菌、ウイルスなどの種々の構成成分
RLR	RIG-I, MDA5など数種類	細胞質	ウイルスRNA
cGAS	cGASのみ	細胞質	二本鎖DNA

細胞の表面や内部には、病原体の種々の構成成分に結合できる多様な分子群が存在し、病原体センサーとして働く

表5-1　自然免疫系に属する病原体センサー群

一方、獲得免疫系の「アンテナ」は、後で説明するように、自然免疫系の「異物センサー」よりはるかに細かな見分けができます。

自然免疫系の「異物センサー」の面白い点は、病原体だけでなく、なんと自分のからだの成分の一部まで認識できるということです。たとえば、「異物センサー」は、宿主の細胞が壊れたときに放出される一部のタンパク質や脂肪酸を認識して、その結果、細胞から種々の炎症性サイトカインが放出されます。つまり、これらの「異物センサー」は、病原体のような外部からの危険信号だけでなく、細胞が壊れたときに自分の細胞から放出される物質や組織に沈着する物質なども、危険信号として感知して、さまざまなことが起こるようになるのです。

もう少し詳しく説明すると、次のようです。自

然免疫系の「異物センサー」が認識するパターン（相手）は大きく分けて、2種類あります。一つは、病原体成分に特有に存在する分子パターンPAMP（pathogen-associated molecular pattern：病原体関連分子パターン）です。ワクチンの中の病原体成分はまさにその例です。もう一つは、細胞が壊れたときに放出される分子パターンであるDAMP（damage-associated molecular pattern：傷害関連分子パターン）です。

後者のDAMPは、ワクチンと一緒に投与されるアジュバントによってたくさん作られます（アジュバントは、第2章の表2-2にまとめましたが、ワクチンの免疫の強さを増強するための物質のことです）。たとえば、アジュバントとしてもっともよく使われるアルミニウム塩は、白血球に働いてDNAを放出させ、放出されたDNAが、前述のDAMPとして働き、異物センサーを刺激するために、炎症性サイトカインが作られるようになります。また、アジュバントの中には、実験的に用いられる結核菌の菌体成分のように、それ自身がPAMPである場合もあります。刺激を受けた細胞からは細胞のエネルギー物質であるATPが細胞外に放出され、これも強力なDAMPとして働きます。

したがって、ワクチンにアジュバントが入っていると、PAMPとDAMPの両方の刺激が生体に加わるために、副反応としての炎症反応が強くなります。アジュバントの使用は危険だという意見がありますが、病原体に対する強い免疫を起こすためにはアジュバントの使用はやむを得ないことです。

5-2 獲得免疫系とその異物の認識のしかた

自然免疫系細胞が「異物センサー」とよばれるアンテナを用いるのに対して、獲得免疫系を構成する細胞は、「抗原レセプター」とよばれる、もっと精度が高くて、正確に相手を見分けることができる細胞膜上の「超高性能アンテナ」を用います。たとえば同じウイルスでも、インフルエンザウイルスかポリオウイルスかを識別するだけでなく、インフルエンザウイルスの細かい種類まで識別することができます。

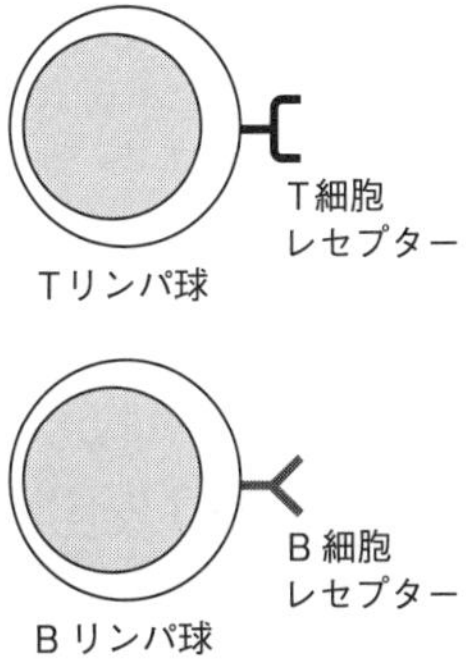

Tリンパ球の細胞膜上にはT細胞レセプター（TCR）、Bリンパ球の上にはB細胞レセプター（BCR）とよばれる抗原レセプターが発現する

図5-4　抗原レセプター

Tリンパ球、Bリンパ球は、それぞれT細胞レセプター（TCR）、B細胞レセプター（BCR）とよばれる「抗原レセプター」を持っています（図5-4）。どちらも細胞の表面に発現しています。それぞれ、外界に存在する抗原に対応する構造（タンパク質）を持ち、何十万種類もの多様なものがあります。ただし、一つのリンパ

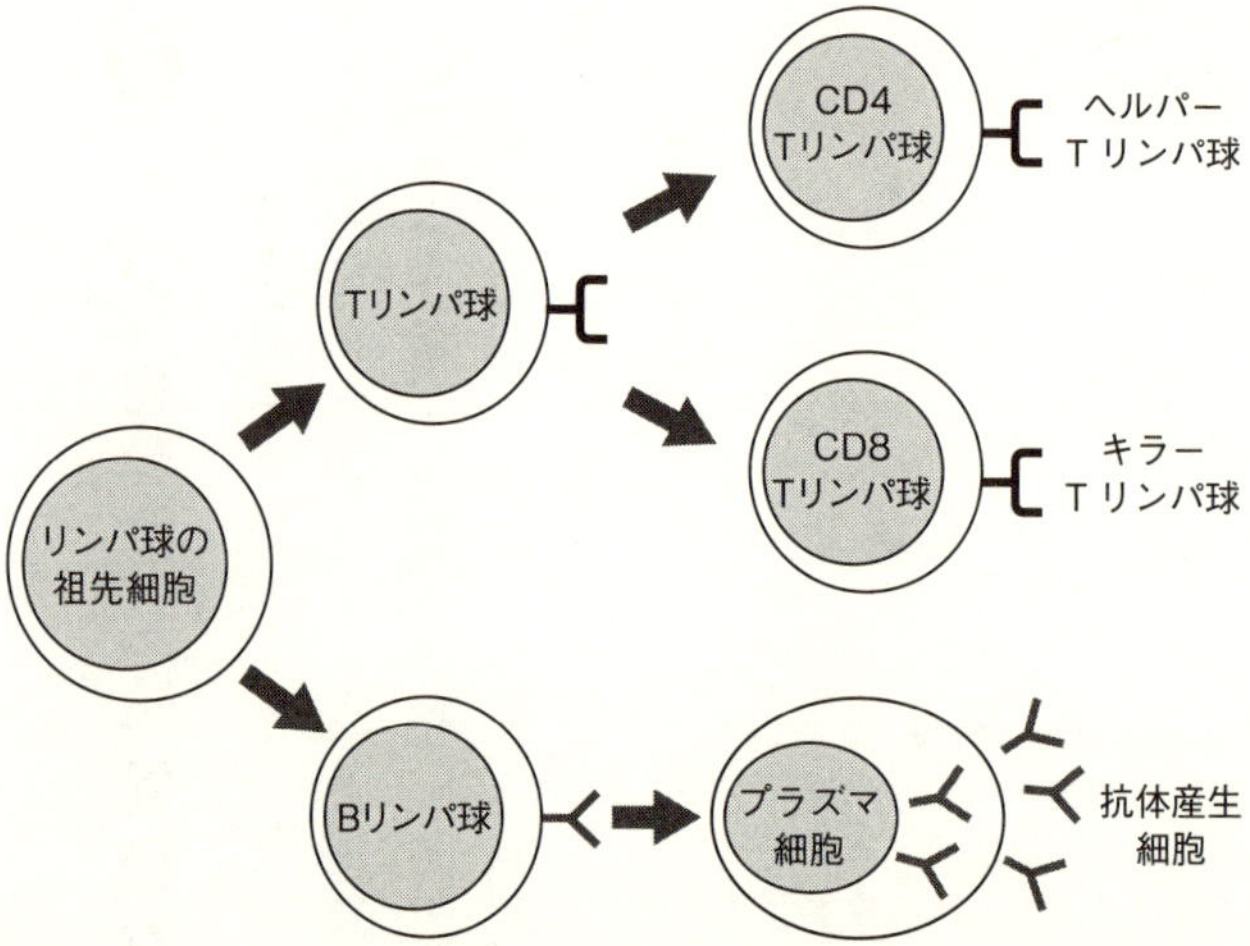

Tリンパ球、Bリンパ球の祖先は同じで、Tリンパ球からヘルパーTリンパ球とキラーTリンパ球、Bリンパ球からは抗体を作るプラズマ細胞ができる

図5-5　リンパ球の分化を示す図

球に発現する抗原レセプターは1種類のみです。そして、一つの細胞上に少なくとも数万本、同一種類のアンテナが立っています。このために、一つのリンパ球は1種類の抗原しか認識できませんが、免疫系全体としては何十万種類ものリンパ球が存在するので、われわれのからだはあわせて何十万種類もの抗原を認識できるのです。

リンパ球は大きく分けてTリンパ球とBリンパ球があります（図5-5）。Tリンパ球には、さらにCD4タイプのものとCD8タイプのものがあります。CD4 Tリンパ球の大部分は、他のリンパ球を助ける役目を持っているので、ヘルパーTリンパ球

（あるいはヘルパーT細胞）ともよばれます。CD8 Tリンパ球は、ウイルス感染時にはヘルパーTリンパ球の助けを受けてキラーTリンパ球に分化し、ウイルス感染細胞を殺すようになります。一方、Bリンパ球は刺激を受けると、プラズマ細胞に分化して抗体を作るようになります。

ここで、「抗原」と「抗体」について少し説明します。「抗原」とは、われわれの免疫系が認識する「標的」のことです。たとえば、細菌やウイルスなどの病原体の表面や内部には「抗原」となりうるタンパク質が多数存在します。つまり一つの病原体には多数の「抗原」＝「免疫系の標的」が存在します。「抗原」が体内に侵入すると、通常、「抗体」ができます。「抗体」は、免疫グロブリンとよばれるタンパク質で、「抗原」によって作られます。たとえば、インフルエンザウイルスによる感染が起こると、インフルエンザウイルス粒子に存在するいろいろな「抗原」に対してさまざまな「抗体」ができて、一部の「抗体」は直接ウイルスに結合して殺します。この「抗原」と「抗原レセプター」の場合は、かたちが合うものどうしが結合し、すると鍵穴を介して細胞内部にシグナルが入り、これがBリンパ球の場合には「抗体」を作るようになるのです。

再び、「抗原レセプター」に話を戻します。抗原レセプターは、Tリンパ球であれBリンパ球であれ、一つのリンパ球には1種類だけが発現しています。つまり、一つのリンパ球は、1種類の抗原にしか反応できないのです。

たとえば、インフルエンザウイルスが侵入してきた場合を例にとります。インフルエンザウイ

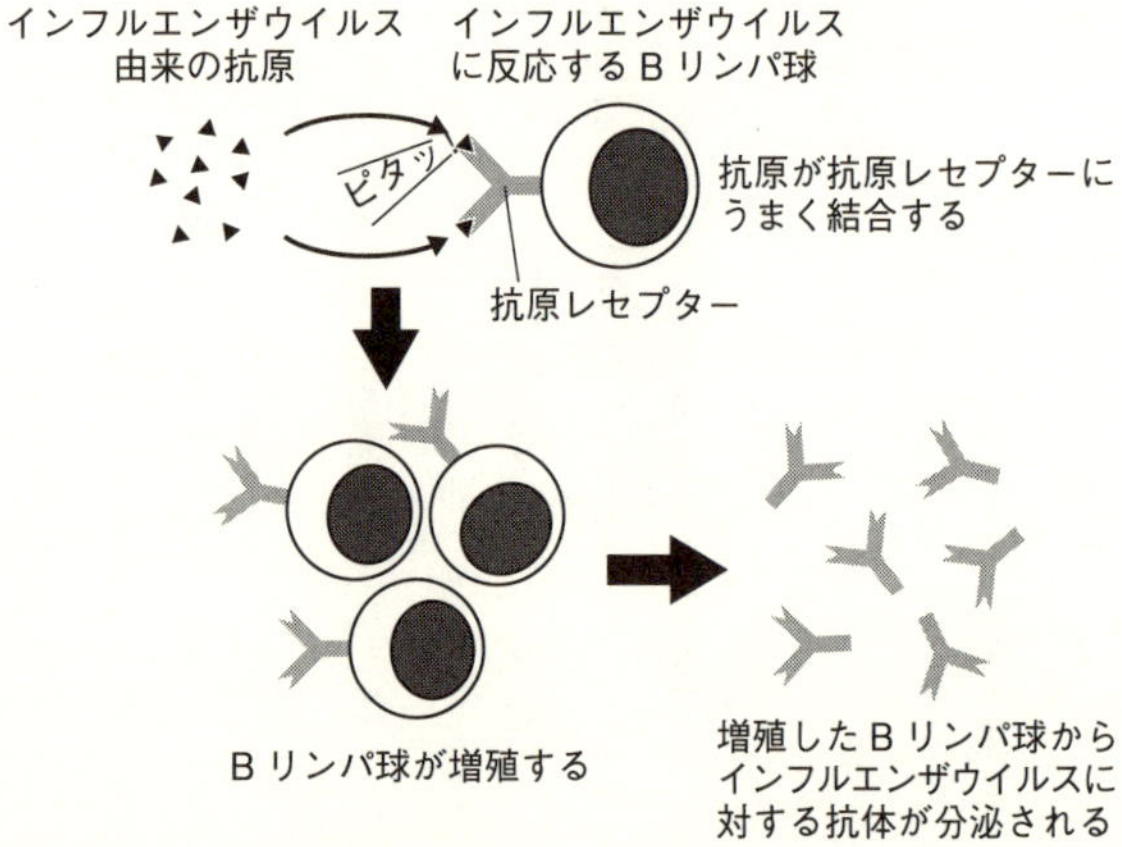

図5-6　侵入してきた抗原に対して特異的な抗原が作られる

ルスに反応できるBリンパ球は、インフルエンザウイルス上の抗原を認識する抗原レセプター（BCR）だけを持っていて、インフルエンザウイルスに反応しますが（図5−6）、ポリオウイルスには反応できません。

一方、ポリオウイルスに反応できるBリンパ球は、ポリオウイルスに対する抗原レセプターだけを持っているために、ポリオウイルスに反応して、ポリオウイルスに対する抗体を作りますが、インフルエンザウイルスには反応せず、インフルエンザウイルスに対する抗体は作りません。つまり、抗原レセプターの鍵穴に然るべき鍵（＝抗原、すなわちウイルスあるいはその一部）が入り込むと、そのリンパ球だけが活性化されて増殖を始め、Bリンパ球の場合だとプラズマ細胞に分化して、その抗原に対する特異的な抗体を作るようになるのです。このときできる抗体は、Ｂリンパ球表面にある抗原レセプター（ＢＣＲ）と同じ形をしていて、それが大量に細胞外に放出されます（図５－６）。すると、抗体はあたかもミサイルのようにからだ中を飛び回り、体内に存在するインフルエンザウイルスを見つけては結合して殺すのです。

蛇足になりますが、たとえ、インフルエンザウイルスとポリオウイルスが同時に体内に入ってきても（あるいはそのワクチンが同時に投与されても）、それぞれのウイルスに反応するリンパ球が反応するだけです。これは、入ってくる病原体やワクチンの数がいくつに増えても同様で、反応するリンパ球の数が増えるだけで、決して一度にすべてのリンパ球が反応するのではありません。また、免疫系が混乱するようなことも起こりません。副作用を過度に煽る反ワクチン本にある「ワクチンの同時接種により多種の病原体に対するリンパ球がいっせいに動き出し、免疫系が混乱する……」という説明は、免疫学的には正しくありません（第３章の３－３参照）。

５－３　リンパ球と二度なしの原理（免疫記憶）

通常、抗原がはじめて入ってきてから十分な抗体量ができるまでには数日かかります（だから風邪をひくと、治るまでに数日かかるのです）。はじめての免疫反応のことを一次免疫応答といいます。体内にいる抗原特異的なリンパ球の数がはじめは少ししかないために、それが必要な数まで

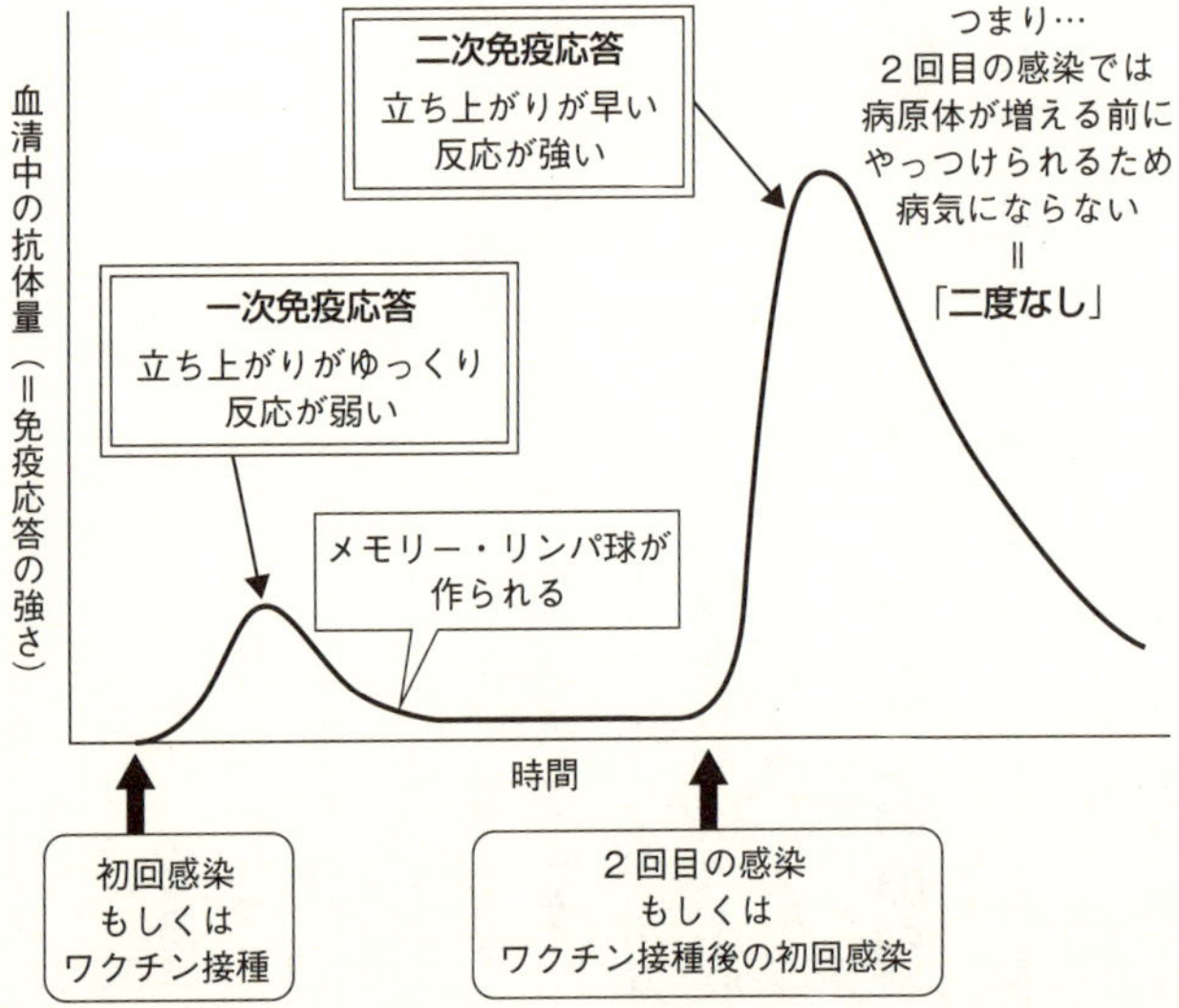

リンパ球が抗原（たとえば病原体）に対して反応するときは、初回は立ち上がりがゆっくりで、反応が弱い（一次免疫応答）。しかし、２回目のときには初回よりも早く反応が立ち上がり、強い反応が見られる（＝二次免疫応答）。これは最初に入ってきた抗原を免疫系が記憶しているからである。このために、２回目の病原体侵入時には、病原体が十分に増える前（＝病気を起こす前）に殺されて、いわゆる「二度なしの原理」が成立することとなる

図5-7　ワクチンにより強い免疫ができるしくみ

増えるのに数日かかるのです。しかし、二度目の抗原侵入のときは、この状況は大きく変わり、反応するリンパ球が急激に増えます（二次免疫応答、図5-7）。

ワクチンは、通常、複数回接種しますが、それは複数回接種の過程でワクチンに対応する抗原特異的なリンパ球が増殖して、その数が大きく増加するようになるからです。この

ときに「メモリー・リンパ球」という細胞が増えてきます。「メモリー・リンパ球」とは、特定の抗原に出会ったことを覚えているリンパ球です。普通のリンパ球は、抗原に反応して増殖し始めるのには1日程度の時間的な遅れがあり、しかも一定数になるまで時間がかかりますが、「メモリー・リンパ球」は、然るべき抗原（自分の抗原レセプターに結合する抗原）と出会うとあっという間に増殖を始め、Bリンパ球の場合、抗体をたくさん作ります。

つまり、メモリー・リンパ球ができていると、抗原が入ってきてからの反応が非常に早くなり、一度感染症にかかると再び同じ感染症にはかからない（あるいはかかりにくい）という免疫の最大の利点「二度なし」の現象が見られるようになるのです。これがワクチンの原理です（図5–7）。

5-4 TリンパTリンパ球とMHC

以上はBリンパ球を例にとっての話でしたが、Tリンパ球はどうなっているのでしょうか。Tリンパ球の表面にはTCRとよばれる抗原レセプターが発現しています。TCRの場合、前節で説明したBCRとは異なり、その鍵穴には一定の条件が揃わないと、抗原（鍵）が結合できず、Tリンパ球の増殖は始まりません。

この「一定の条件」とは、「抗原が、抗原提示細胞とよばれる細胞の膜上にあるMHCという分子の上に提示されている必要がある」ということです。これが、前に少し触れた「樹状細胞（抗原提示細胞）による抗原提示」という現象です。

ＭＨＣは、細胞表面にある分子で、ヒトではＨＬＡともよばれます。個人ごとに異なり、非常に多くの種類があるので、個人識別の手段としても用いられます。

ＭＨＣにはクラスⅠ分子とクラスⅡ分子の2種類のものがあります。クラスⅠ分子は身体中のすべての細胞に、クラスⅡ分子は主に抗原提示細胞（樹状細胞が主体）に発現しています。

ＭＨＣ分子のもっとも大きな機能は二つあります。一つは、先に述べたように、自分か他人かを区別する「名札」として働くことです。ヒトの赤血球型がわずかＡ、Ｂ、ＡＢ、Ｏと4つしか存在しないのに対して、ＭＨＣ分子には1万種類以上もの型が存在します。

もう一つのＭＨＣの機能は、抗原の一部を自分に結合させて、それを細胞膜の上に提示することです。細胞表面に抗原を提示する細胞のことを「抗原提示細胞」といい、そのもっとも代表的なものが「樹状細胞」です。この細胞では、抗原がタンパク質の場合、抗原が細胞内に取り込まれ、無数の小さなペプチドに分解されます。

ここで、少し補足説明です。タンパク質とは、多数のアミノ酸がペプチド結合という結合を介してつながったものの総称です。一般に、アミノ酸が50個以上つながったものをタンパク質、50個未満のものをペプチドといいます。タンパク質がタンパク分解酵素によって分解されると、ペ

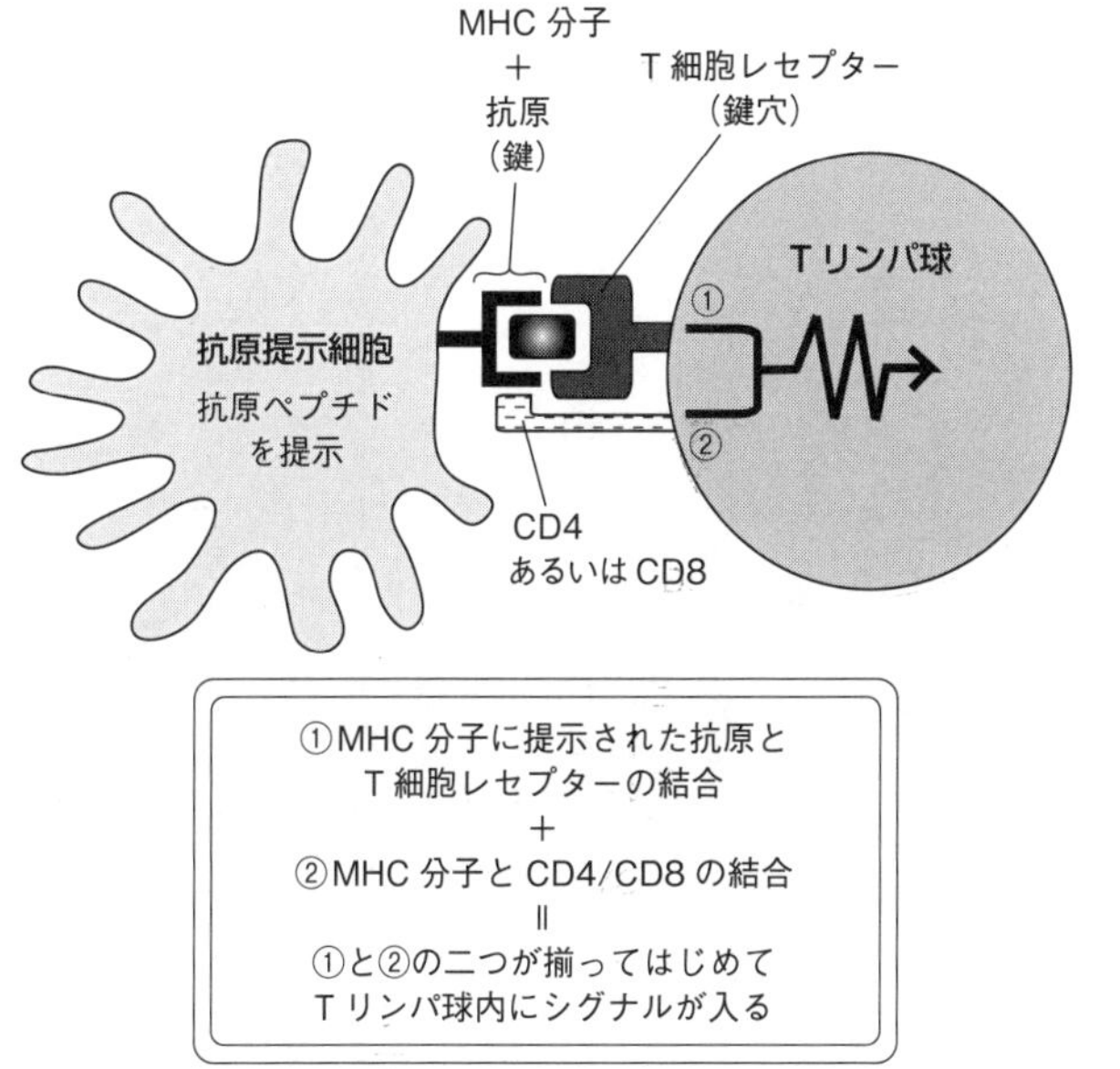

図5-8　抗原はペプチドに分解されて、抗原提示細胞の細胞膜上のMHC分子に提示され、Tリンパ球を刺激する

プチドになります。そして、このうち自己のＭＨＣ分子に結合できるペプチドだけが細胞内でＭＨＣ分子と結合し、ＭＨＣとともに細胞表面に運ばれて「抗原ペプチド」として細胞上に提示されるのです。あたかも、樹状細胞が「これが異物ですよ」と提示しているかのように見えるので、このプロセスが「抗原提示」とよばれるのです。

　これを図５−８に示します。まず、抗原は抗原提示細胞内でペプチドに分解され、ＭＨＣクラスＩ、Ⅱのいずれかと結合します。その後、ＭＨＣ・抗原複合体は細胞表面に運ばれ、そこでTリンパ球に対して提示されます。そして、MHCに提示されたペプチド（＝鍵＝抗原）がTリンパ球上のT細胞レセプターの鍵穴とかたちが合うと、抗原提示細胞とTリンパ球は結合し、このときさらに、MHCクラスⅠ分子はCD8 Tリンパ球上のCD8に結合し、MHCクラスⅡ分子はCD4 Tリンパ球上のCD4と結合します。

これによってはじめてTリンパ球に有効な刺激が入り、MHCクラスⅡ分子とCD4分子が結合したときにはヘルパーTリンパ球が活性化されます。一方、MHCクラスⅠ分子とCD8分子が結合したときにはキラーTリンパ球が活性化されます。このようにして獲得免疫反応が始まるのです。

ただし、抗原提示細胞内でMHCと結合しなかったペプチドはTリンパ球に抗原提示されないので、その抗原に対しては免疫反応が起こらないことになります。その例がワクチン接種の際の抗体不応答者（抗体を作らない人）です。たとえばB型肝炎ウイルス・ワクチン接種の場合は、数%の人は抗体をほとんど作りません（＝ノン・レスポンダー、ワクチン不応答者）。これは細胞内でできる抗原ペプチドがその人のMHC分子とうまく結合できないために抗原提示されないから、と考えられています。この場合には、同じワクチンを継続して使っても抗体ができる可能性は低く、ワクチンの種類を変えて追加接種する必要があります。

このようにして、抗原（特定のワクチン成分）によって刺激されたリンパ球だけが増殖するのです。その結果、細胞表面にCD4を持つTリンパ球（ヘルパーTリンパ球）は、Bリンパ球を助けて抗原特異的な抗体をたくさん作らせ、異物の排除に働きます。一方、細胞表面にCD8を持つTリンパ球（キラーTリンパ球）は、ウイルスの侵入時にはウイルスを殺す役目を持つようになり、侵入してきた特定のウイルスを選択的に排除するようになります。つまり、ワクチン接種により、自然免疫系と獲得免疫系の両方が活性化され、「免疫記憶」ができあがるのです。

5 長期持続性の記憶と短い記憶

第3章の3-5で、ワクチンにはからだに長い免疫記憶を与えるものと、そうでないものがあることについて触れました。たとえば、破傷風、風しん、麻しん（はしか）、ジフテリア、HPV、おたふく風邪などのワクチンの効果は数十年も続きますが、百日咳ワクチンではわずか3年程度、インフルエンザワクチンではよくて4ヵ月程度しか効果が続きません。確かに、ワクチンには長期記憶を与えるものとそうでないものがあるのです。この違いは、なににによるのでしょうか。

一部はワクチンのせいだけではないかもしれません。麻しん（はしか）の場合は、本当に病原体による感染そのものが長期持続性の免疫を引き起こすようです。

これは北大西洋の離島のフェロー諸島で観察されたことです。この島では1781年に大きな麻しんの流行があり、その後再び流行が起きたのはそれからなんと60年以上も経った1846年のことでした。これはおそらく、この島が離島であったために人の行き来が少なく、麻しんウイルスが外から持ち込まれることがほとんどなかったためだろうと思われます。興味深いのは、1781年の最初の流行時に麻しんにかかった人たちは、約60年後の二度目の流行の際には麻しんにまったく罹患しなかったということです。[※1] つまり、麻しんに関する限り、初回の感染だけで何十年も持続するきわめて長期の免疫記憶がもたらされるようです。したがって、このような病原体の構成成分をワクチンにした場合には、当然、長期の免疫記憶をもたらすことができるというわけです。

では、どうしてこのような長期の免疫記憶ができてくるのでしょうか。先に、Bリンパ球が活性化されるとプラズマ細胞に分化して抗体を作るようになる、と説明しました。このプラズマ細胞は、一定期間分裂すると死んでしまう短命のものが多いのですが、なかには年単位で生きる長命のものがあるようです。このような細胞は、長寿プラズマ細胞（long-lived plasma cell：LLPC）とよばれ、ヒトでは腸管と骨髄に存在し、長いものでは20年以上生存するようです。そして、実際、麻しんウイルスではこのような長寿プラズマ細胞が誘導できているようです。ということは、もし他のワクチンでもこのような細胞を多数、体内で誘導できれば、そのワクチンに対する長期持続性の免疫が誘導できるはずです。しかし、残念ながら、今のところ、長寿プラズマ細胞を人工的に誘導する方法はわかっていません。

この他に、免疫記憶に関して明らかになっていることは、免疫記憶ができて維持されるためには、Bリンパ球の分化を助けるヘルパーTリンパ球の存在が必要であるということです。ヘルパーTリンパ球は、樹状細胞が提示する抗原によって刺激され、種々のサイトカインを分泌することによってBリンパ球の抗体産生を助けます。したがって、Tリンパ球とBリンパ球の両方が同じ抗原に反応することができると、Tリンパ球はBリンパ球に対して効率的にヘルプを提供し、Bリンパ球の抗体を作る働きがぐんと強まるとともに、メモリー・リンパ球が誘導されてくることがわかっています。しかし、メモリー・リンパ球の誘導には、Tリンパ球の存在が必要であるという以外、実際にTリンパ球が何をするのか、よくわかっていません。

次に、きわめて短期にしか免疫を誘導できないワクチンについてです。図5−9は、2019年の『Science』誌にサイエンスライターのジョン・コーエン氏が示したもので、2011〜2015年のアメリカでの調査で明らかになったインフルエンザワクチンの効力とその持続期間を示しています。[※2] これによると、前記期間におけるアメリカでのインフルエンザワクチンの有効率はわずか34％強で、しかもその効果は4ヵ月程度しか続かなかったとのことです。

既に、第3章の3−4でワクチン有効率について説明しましたが、混乱しないように、ここでもう一度触れますと、「ワクチンの有効率が34％強」ということは、「このワクチンの接種を受け

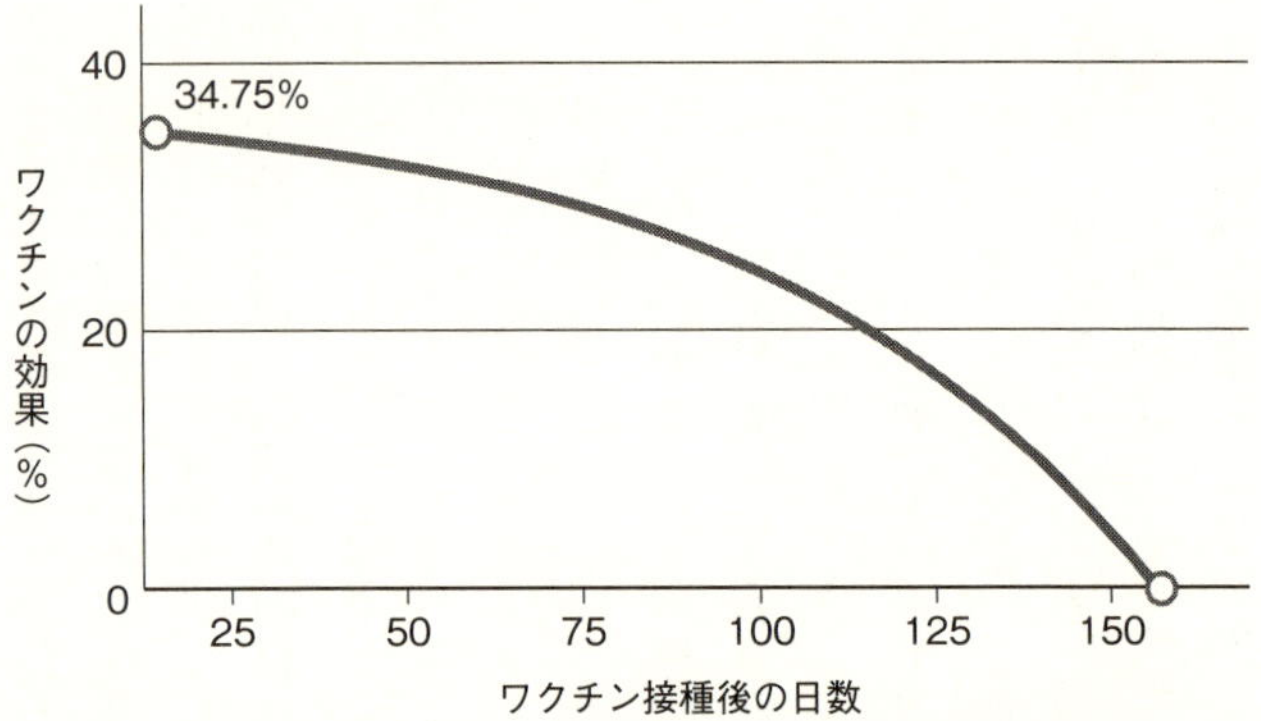

図5-9　インフルエンザワクチンの効力とその持続期間

ずに発病した人の34％強は、ワクチンをしていれば発病は防げた」（つまり、ワクチン接種をしても6割以上の人では発病を防げなかった）ということです。

これは驚きです。というのは、良く効くワクチンの典型である麻しんワクチンや風しんワクチンでは、その有効率は90％以上ですから。わずか30％台の有効率のワクチンだと、きわめて弱いものといわざるを得ません。しかも、その効果の持続が4ヵ月ぐらいしかないというのは、もっと驚きです。というのは、もしこのワクチンを秋に接種していたら、インフルエンザが流行しそうな1月、2月には実際はほとんど効力がなくなっているかもしれないということになるのですから。インフルエンザワクチンの効果がわずか月単位であることについては、今のところ、その理由はよくわかっていませんが、実際にインフルエンザにかかった人の免疫はもっと長く続くので、ワクチンに含まれる病原体成分があまり適当でないことが考えられます。あるいは、何か免疫機構にブレーキがかかってしまうのかもしれません。

最後になりますが、免疫のしくみについてもっと詳しくお知りになりたい方は、私の前著ブルーバックス『免疫と「病」の科学』の第2章をご覧ください。

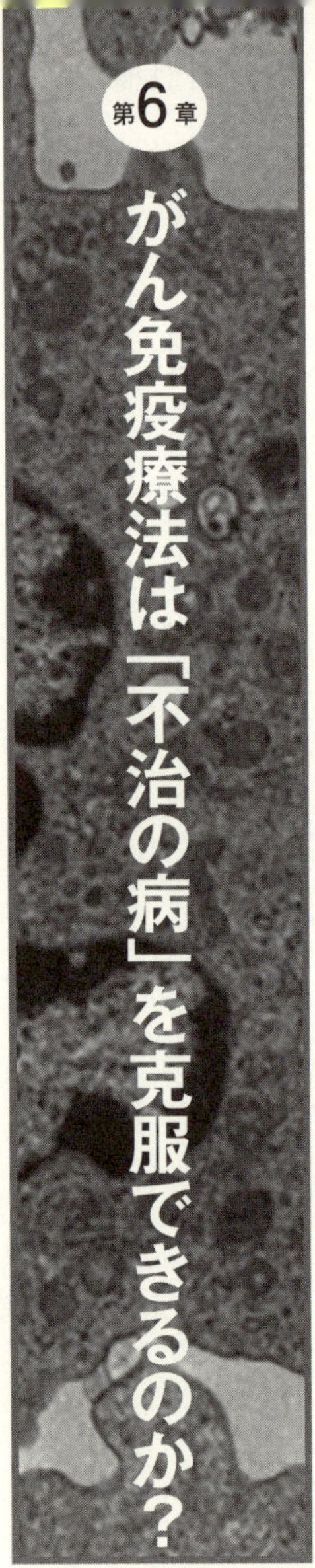

第6章 がん免疫療法は「不治の病」を克服できるのか？

最近、もっとも注目されているワクチンの一つが、がんに対するワクチン（＝がんワクチン）です。がん細胞だけが多く持っていて正常細胞にはないような細胞表面分子を選び出して、それを抗原としてワクチンを作り、がん患者に接種することにより、がん細胞に対する免疫の力を体内で呼び起こし、それによってがん細胞を殺そうとするものです。これまで述べてきたワクチンは予防目的で使われるのですが、がんワクチンは治療目的のワクチンです。また他にも、免疫の力を増強してがん細胞を殺そうという試みはいくつかあります。

たとえば、患者からTリンパ球を取り出して、試験管内でがんに対するキラーT細胞を作ってから、体内に戻す方法（T細胞療法）があります。また、患者の樹状細胞を取り出して、がん抗原で刺激してから体内に戻す方法（樹状細胞療法）もあります。

これに加えて、最近使われ始めたCAR-T療法があります。これは、患者からTリンパ球を取り出して、遺伝子工学的手法により、がん抗原を認識してがん細胞を攻撃できるCAR-T細胞に作り変え、からだに戻すという方法です。この章では、これらの最近の試みについて、順番に説明しましょう。

6 1 がんワクチンとはなにか？

一般に、細胞が分裂する際には、頻度はきわめて低いのですが、一定の確率で遺伝子変異（＝遺伝子の暗号に間違いが生じることで、ジェネティックな変異ともいう）が起こります。自然突然変異ともよばれる現象です。1遺伝子座あたりの変異率は10万分の1から100万分の1程度で、非常に低いものですが[※1]、ここに、タバコや、紫外線、ある種の化学物質などの外的要因が加わると、遺伝子変異の確率はぐんと上がります。これらの物質が発がん物質とよばれるゆえんです。また、遺伝子（DNA）の活動を調節する過程には「DNAメチル化」や「ヒストン修飾」などがありますが、これらの過程に異常が起こることがあり、これをエピジェネティックな変異といいます。エピジェネティックな変異とは、遺伝子そのものには変異がないけれども、遺伝子の活動調節過程に変異があることを指します。ジェネティックな変異、あるいはエピジェネティックな変異が起こると、細胞が異常な増殖能力を獲得することがあります。このような細胞が増殖を続けると、がんになるのです。

われわれのからだでは、毎日、生理的な状態で、多くの細胞が分裂しています。ということは、正常な状態でも、毎日、必ず一定数の変異細胞が生まれていて、その一部ががん化する可能性があるということです。ただし、幸い、われわれのからだには免疫系があります。この免疫系が、日々できてくる変異細胞をもぐら叩きのように叩いてくれ、がんになるのを未然に防いでいると考えられています。これが、今から40年以上も前に、マクファーレン・バーネット氏（オーストラリア）が提唱した「免疫監視説[※2]」です。免疫細胞が、からだ中を隅から隅までパトロールすることにより、がん細胞ができていないかどうか、日々監視しているという考え方です。高齢者にがんが多いのは、加齢とともに免疫の力が弱くなり、そのために次第にがん細胞を叩けなくなってくるためと説明されます。現在では、この考え方が広く受け入れられています。

一般に、がん細胞にだけ存在して正常細胞には存在しない（あるいは存在していても非常に量が少ない）抗原のことを「がん抗原」あるいは「ネオ抗原」といいます。「ネオ抗原」とは「新しい（＝ネオ）抗原」という意味で、がん細胞が正常細胞から変異する過程で新たに作られるようになった抗原です。「がんの目印」といってもいいでしょう。その多くはタンパク質です。がん細胞の表面には何種類ものネオ抗原が存在しますが、そのほとんどは免疫系をあまり強く刺激できない弱い抗原です。しかし、なかには少数ですが、からだの免疫系を強く刺激するような強いネオ抗原が存在する可能性があります。

もし、そのような強いネオ抗原ががん細胞の表面にたくさん存在すれば、免疫系がこれを認識してがん細胞を排除します。これが「免疫監視」とよばれる現象です。しかし、「免疫監視」は、完全ではありません。先に述べたように、ネオ抗原は弱いものであることが多く、このために、がん細胞の一部は免疫系の目をすり抜けてしまい、そのような免疫監視の手を逃れて生き延びてきたがん細胞に対しては、強い免疫反応がなかなか起こりにくいのです。

そこで、これまで使われてきたがんワクチン（特にペプチドワクチンとよばれるもの）では、比較的強いと考えられるネオ抗原の中の一部のペプチド配列（タンパク質の一部分）を「免疫原」（免疫に使う抗原のこと）として選び出して、アジュバント（＝免疫強化物質……第2章の2-2）と混ぜることにより、ワクチンとして使っています。しかし、第5章の5-4で述べたように、個人の目印であるＭＨＣ（ヒトではＨＬＡ〈ヒト白血球抗原〉とよばれる）は、非常に多様性が高く、特定のペプチド配列が結合するのは一定のＭＨＣだけです。

ということは、このペプチド配列が結合できないＭＨＣを持っている患者が必ずいて、その人にはこのペプチドワクチンは効かないということになります。また、ワクチンのもととして使われているネオ抗原が患者のがん細胞の表面にたくさん存在しないと、たとえ「がん免疫」が成立しても、免疫細胞はがん細胞を認識できず、その結果、がん細胞を排除することができません。

つまり、特定のペプチドワクチンが効果を示すためには、特定のペプチド配列が患者のMHCにうまく結合するということと、患者のがん細胞表面にこのペプチド配列がたくさん存在している、という二つの条件が満たされる必要があります。この条件が満たされないと、がんワクチンが効かないのです。

6 2 免疫抑制機構を逆手にとるがん細胞

さらにやっかいなことに、一部のがん細胞は、がん細胞を排除する「がん免疫」を抑制することがわかってきました。実は、獲得免疫機構には、免疫反応の暴走を食い止めるためのしくみがあります。通常、免疫反応は、病原体など非自己の侵入を感知して、これを排除しますが、この自己と非自己の判別は完全でなく、リンパ球が自己の細胞を攻撃する危険をはらんでいます。こうした免疫系の暴走を抑制するために、これにブレーキをかける細胞や分子が存在します。こうした免疫抑制機構が働かなくなると、自己の構成成分を攻撃するリンパ球の数が増えて、自己の体成分を破壊します。関節リウマチ、全身性エリテマトーデス（SLE）、シェーグレン症候群などが代表的な病気です。

実は、がん細胞はこの免疫抑制機構を逆手にとって、「がん免疫」を無効化させていることがわかってきました。その詳細を説明する前に、獲得免疫機構のブレーキ役となる細胞や分子について説明しておきましょう。

A　獲得免疫を抑制する機構

i．制御性T細胞

制御性T細胞はTリンパ球の一種で、免疫反応にブレーキをかける役割を持っています。この細胞はIL-10やTGF-αなどの抑制性サイトカインを作り、ヘルパーTリンパ球が抗原提示細胞（主に樹状細胞）と相互作用するのを邪魔して、主にTリンパ球の働きにブレーキをかけます。Tリンパ球の働きが弱くなると、抗体を作るBリンパ球の働きにはTリンパ球からのヘルプが必要であることから、Bリンパ球の働きがやがて止まり、免疫反応全体がおさまっていくことになります。がんができると、この制御性T細胞の数が増えて、がんに対する免疫を抑制すると考えられています。

ii．アナジーと補助刺激分子、免疫チェックポイント分子

第5章で、Tリンパ球が樹状細胞からの抗原提示を受けて増殖するためには、Tリンパ球上の抗原レセプターがMHC分子を介して提示される抗原ペプチドを結合するとともに、CD4ある

いはCD8分子が樹状細胞上のMHC分子と結合することが必要である、と説明しました。

実は、Tリンパ球が増殖するためには、もう一つ大事な要件があります。それは、Tリンパ球が抗原提示細胞と結合してTリンパ球内に「補助シグナル」という特殊な刺激が入ることです。このような刺激を提供する分子は補助刺激分子とよばれます。かなりの種類のものがあり、いずれも細胞膜の上に存在するタンパク質です。

抗原を提示する樹状細胞は、未熟なうちは補助刺激分子をあまり持っていないのですが、刺激を受けて成熟すると、特にCD80とCD86という2種類の補助刺激分子を細胞膜上にたくさん持つようになります。一方、Tリンパ球の膜上には、これらの分子に結合できる相手として、CD28という補助刺激分子が常に存在しています。したがって、Tリンパ球が抗原を提示する樹状細胞と出会うと、樹状細胞からの「MHC＋抗原」提示によるシグナルが入るとともに、さらに、Tリンパ球上のCD28が樹状細胞上のCD80とCD86に結合して、Tリンパ球内に補助シグナルが入り、Tリンパ球が増殖を始めます。つまり、抗原によるシグナル（＝シグナル1）と補助刺激分子によるシグナル（シグナル2）の両方が入ったときに、Tリンパ球の増殖が始まるのです（図6-1）。一方、このときにシグナル2が入らないと、Tリンパ球はまったく増殖できず、その後この抗原に再び出会っても反応しないようになります。これがアナジー（無反応）です。いいかえると、シグナル1が入った状態でシグナル2が入らないと、Tリンパ球はアナジーになる

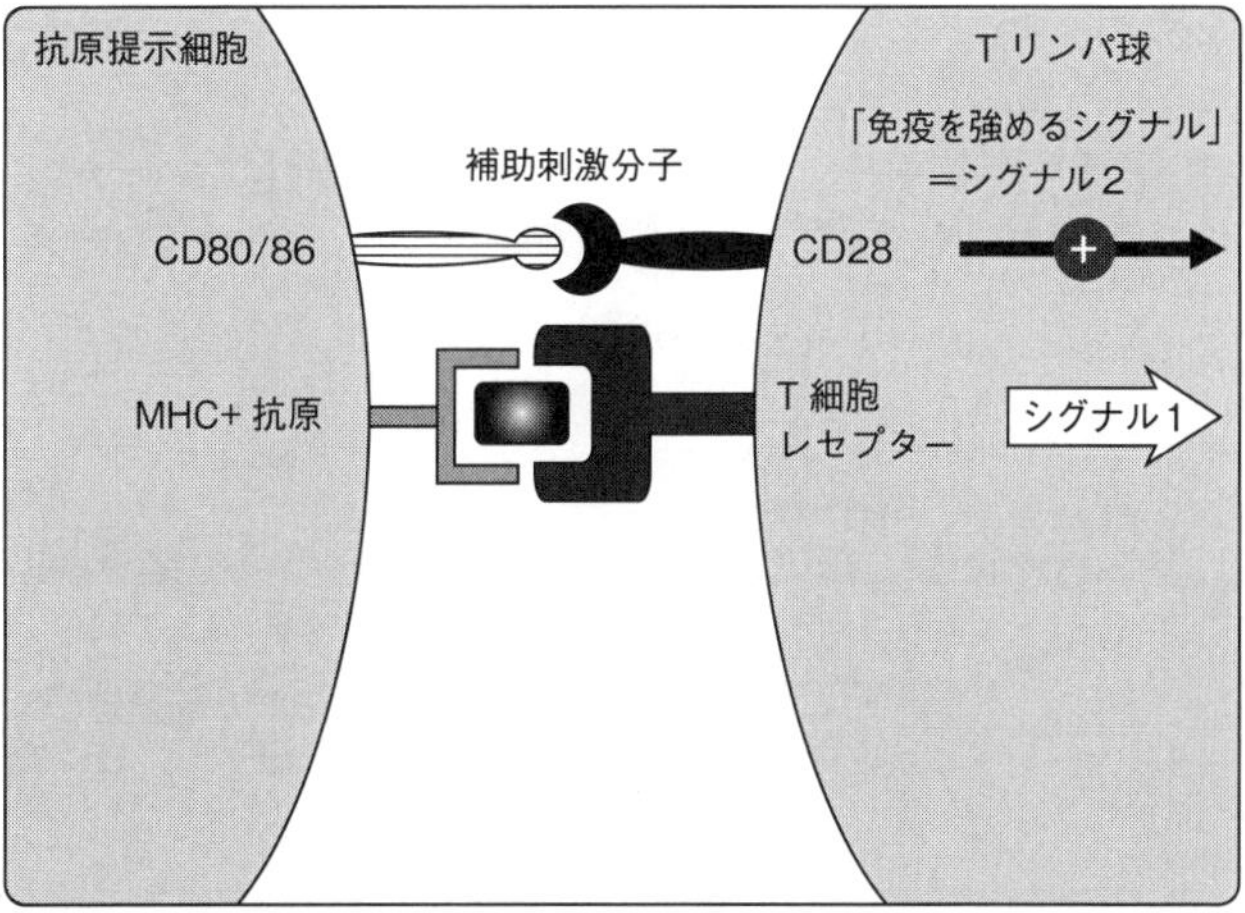

Tリンパ球が抗原を認識して増殖するためには、抗原提示細胞からの抗原特異的シグナル（＝シグナル1）だけでなく、補助刺激分子を介して入る補助シグナル（＝シグナル2）が必要で、この二つが揃ったときにはじめてTリンパ球の増殖が始まる（図の上半分）。シグナル1だけではTリンパ球はアナジー（無反応）となり、この抗原に反応ができなくなる。なお、この図では複雑になるのを避けるために、CD4分子とCD8分子は含めていない

図6-1　Tリンパ球の抗原認識における補助刺激分子の役割

（＝反応できなくなる）のです。

最近、Tリンパ球のアナジーを起こすもう一つのメカニズムの存在が明らかになってきました。先に述べた補助刺激分子の中に免疫反応を抑制するようなシグナルを発する分子があることがわかってきたのです（図6-2）。

先に述べたCD28という補助刺激分子は、Tリンパ球の反応性を強める（＝正のシグナルを伝える）役割を持っています。ところが、補助刺激分子は他にもあり、その中に

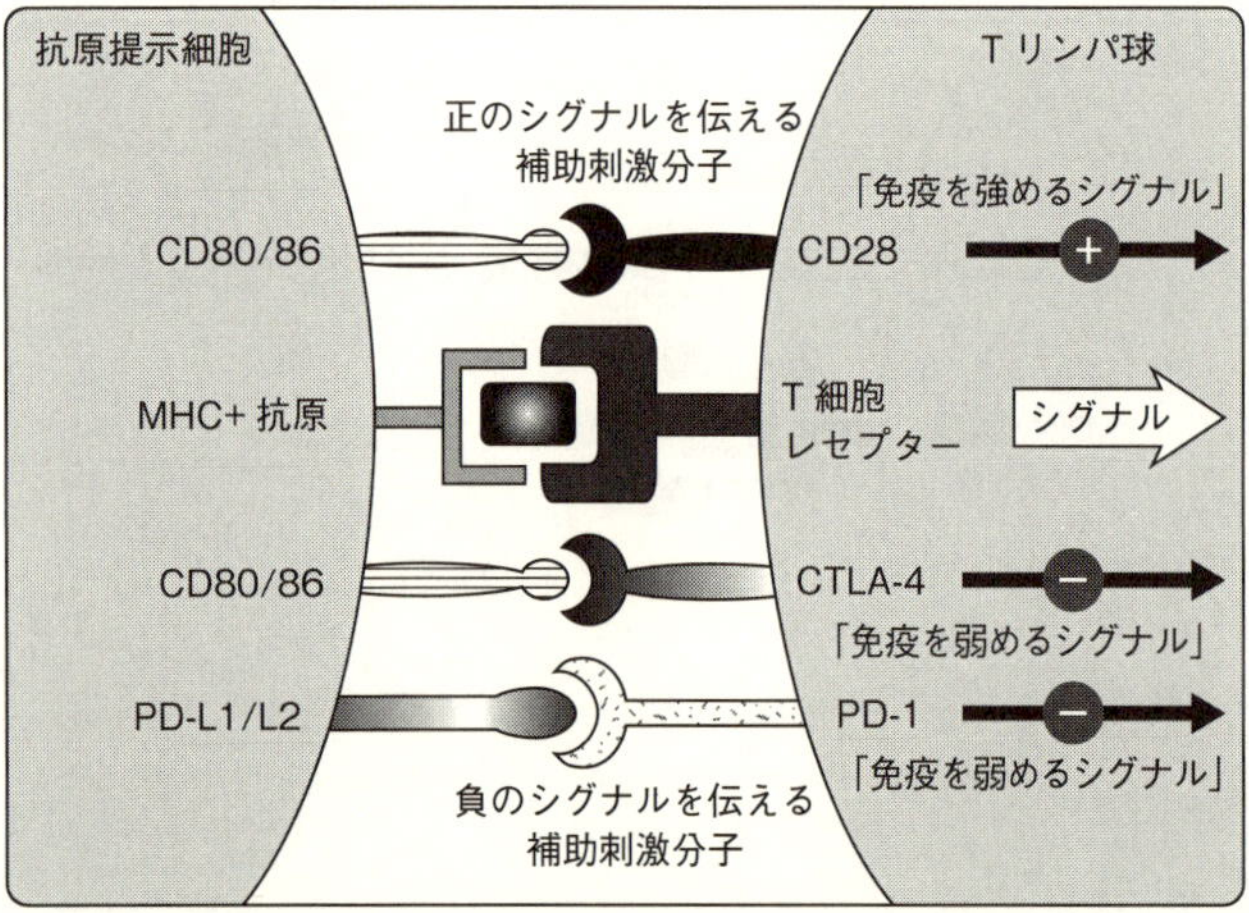

Tリンパ球上のCD28は正のシグナルを伝える補助刺激分子であるが、CTLA−4やPD−1は負のシグナルを伝える分子である。後者は免疫チェックポイント分子ともよばれる

図6−2　補助刺激分子には、免疫を強める正のシグナルを伝えるものと、免疫を弱める負のシグナルを伝えるもの（＝免疫チェックポイント分子）がある

は、Tリンパ球の反応を抑制する（＝負のシグナルを伝えることから、免疫を弱める）ものがあることがわかりました。CTLA-4やPD-1とよばれる分子です。細胞膜上に存在し、相手の分子と結合すると、Tリンパ球に「負のシグナル」を送ります。免疫反応のチェックポイントとして働きうることから、最近は免疫チェックポイント分子ともよばれます。「免疫を弱めるシグナル」を送る分子ともいえましょう（図6-2）。

たとえば、正常なTリンパ球の上にはCD28だけが発現していて、CTLA-4やPD-1のようなチェックポイント分子はほとんど発現していません。ところが、免疫系が持続的に刺激されると、Tリンパ球上にはCTLA-4やPD-1などの免疫チェックポイント分子（＝免疫反応が進みすぎないようにする分子）が出現してきます。

CTLA-4が結合する相手は、CD28と同じくCD80とCD86なのですが、CTLA-4はCD28よりもずっと強くCD80/86に結合できるので、もしTリンパ球上にCD28とCTLA-4の両方が発現していると、CD80/86はCTLA-4のほうによりよく結合して、Tリンパ球に「負のシグナル」が入ることになります。これにより、Tリンパ球の反応性が低下し、Tリンパ球が抗原に反応しにくくなるのです。

CTLA-4の他に、PD-1もチェックポイント分子です。PD-1は、PD-L1、PD-L2という分子に結合して、Tリンパ球に対して「負のシグナル＝免疫反応を弱めるシグナル」を伝え、その反応性を弱めます（図6-2）。

最近、CTLA-4もPD-1も、がん患者のTリンパ球で発現が増えていることがわかり、がんそのものが免疫にブレーキをかけることがわかってきました。

6-3　免疫チェックポイント療法

Tリンパ球のPD-1やCTLA-4などのチェックポイント分子に、がん細胞上の分子が結合すると、Tリンパ球が正常に働かなくなり、免疫応答にブレーキがかかります。この場合には、そのブレーキを外してやらないと、がんワクチンを使っても、がんに対する免疫反応が始動しません。

この目的で使われるのが、免疫チェックポイント療法です。がん細胞がTリンパ球にブレーキをかける過程を抗体医薬で阻害して、Tリンパ球の働きを元に戻そうというものです。「オプジーボ」(=抗PD-1抗体)という抗体医薬がよく使われています(図6-3)。「オプジーボ」を投与すると、2割程度の患者で、がんに対する免疫が働き始め、がんが大きくなるのが止まったり、時には小さくなったり、稀に消えることもあります。

しかし、半数以上の患者では期待するような効果が得られません。これは、「オプジーボ」が効くためには、Tリンパ球上にオプジーボ結合分子であるPD-1が発現し、さらに、がん細胞上にPD-Lとよばれるもの PD-1結合分子が発現していることが必要だからです。こうした結合分子がなければ、抗PD-1抗体を投与しても免疫抑制のブレーキは解除されません。

また、ブレーキが外れたときにTリンパ球ががんを攻撃できるように、がん細胞上に強いネオ抗原が発現していることも必要です。すなわち、ここでも、いくつかの条件が満たされていないと、チェックポイント療法が効果を示さないのです。

免疫チェックポイント分子については、最近、さらに新しいことがわかってきました。これま

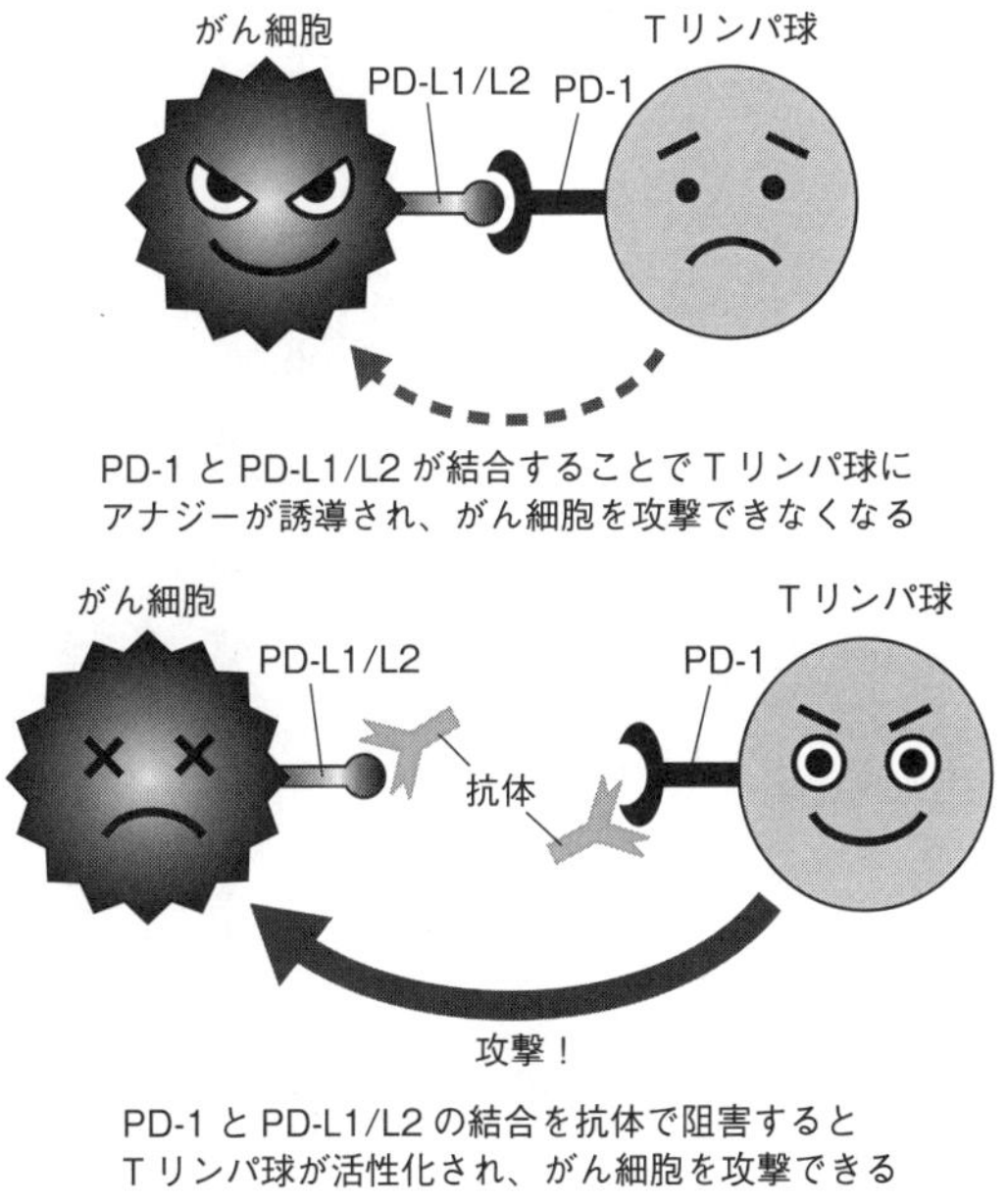
がん細胞
Tリンパ球
PD-L1/L2
PD-1
PD-1とPD-L1/L2が結合することでTリンパ球に
アナジーが誘導され、がん細胞を攻撃できなくなる
がん細胞
Tリンパ球
PD-L1/L2
PD-1
抗体
攻撃！
PD-1とPD-L1/L2の結合を抗体で阻害すると
Tリンパ球が活性化され、がん細胞を攻撃できる

Tリンパ球ががん細胞を認識する際にチェックポイント分子が働くと、Tリンパ球がアナジーとなってブレーキがかかり、がん細胞を攻撃できなくなる。一方、チェックポイント分子の働きを止めると、Tリンパ球のがん細胞を攻撃する能力が回復する

図6-3　Tリンパ球のがん細胞への攻撃をチェックポイント分子が抑制し、チェックポイント分子の働きを止めると、Tリンパ球ががん細胞を攻撃するようになる

では、チェックポイント分子はTリンパ球の機能にブレーキをかける分子であり、獲得免疫機構における重要な調節分子として理解されてきたのですが、最近、自然免疫機構においてもチェックポイント分子があることがわかってきました。細かいことは省きますが、NK（ナチュラルキラー）細胞やマクロファージにもチェックポイント分子があるのです。

つまり、チェックポイント分子は、獲得免疫系でも自然免疫系でも働くものがいくつかあり、これらの分子の機能を止めることにより、がんに対する免疫反応を強くできることが次々と報告されてきています。副作用が強くなる可能性もありますが、複数のチェックポイント経路を阻害すると、さらに治療効果が上がるという報告も既に出ています。※3

ただし、実際のがんでは、Tリンパ球によるがん免疫が働けないような例もあります。たとえば、がん細胞が変異を起こして細胞表面からMHC分子が消えることがあります。このときには、がん細胞が強いネオ抗原を持っていても、これを提示するMHC分子ががん細胞上にないので、ネオ抗原はがんの目印として細胞表面に提示されず、したがって、Tリンパ球はがん細胞を異物と認識できず、がん免疫が成立しません。Tリンパ球ががん細胞を異物と認識するためには、がん細胞がMHC分子を持っていることが必須であり、MHC分子が消えていると、がん細胞を認識できなくなるのです。

このようなことから、現在行われているがん免疫療法の多くは、がん細胞がMHC分子を発現していること、そしてTリンパ球が認識できるネオ抗原を発現していることを前提としたものです。

先に、MHCは多様性が高く、必ずしもワクチンで使われるネオ抗原が患者のMHC分子に結合しないことがあることを指摘しました。この問題に対応するために、最近、新しい試みが始まっています。[※4] それは、がん細胞の遺伝子配列を子細に調べることにより、正常細胞とは異なる変異部分（＝ネオ抗原）をできるだけ多数、探し出すことです。

この情報が得られると、変異遺伝子によって作られうるネオ抗原のアミノ酸配列（ネオ抗原ペプチド）を多数、推測することができるようになります。そして、このようなペプチド配列の中から、MHC分子に強く結合するものをコンピューター上で一定のアルゴリズムを用いて見つけ、その中からTリンパ球を強く刺激するものを試験管内で同定することを試みます。つまり、Tリンパ球の攻撃対象となりやすい強いネオ抗原を同定して、これに基づいたがん治療ワクチンを個別に作り、それぞれの患者にネオ抗原ペプチド単独、あるいは樹状細胞と混ぜたかたちで投与しようというものです（図6-4）。

ただし、このようなことが可能になるためには、（i）患者のがん細胞と正常細胞の遺伝子配列を決定して相違する部分を選び出し、（ii）患者のMHCに結合するペプチド配列を選び出すこと、さらに（iii）MHC結合ペプチド配列の中から強くTリンパ球を刺激するものを選び出す

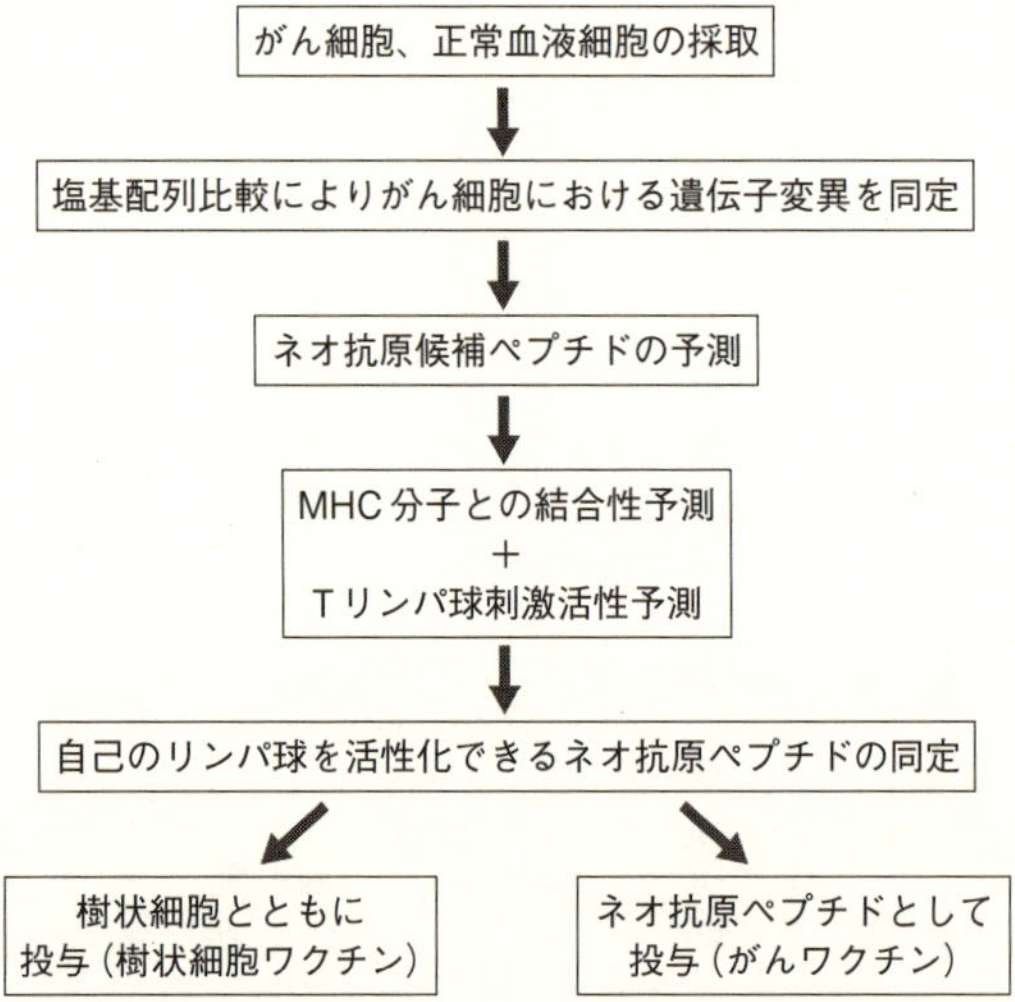

図6-4　良いがんワクチンを作るためのネオ抗原ペプチドの同定

ことの、三つすべての条件が満たされることが必要です。

一方、既存のペプチドワクチンは、先に説明したように、通常、1種類のネオ抗原に対するもので、患者全員に同じものを投与します。しかし、このやり方だと患者さんのMHCの型によって、効いたり効かなかったりする可能性があります（ネオ抗原がうまくMHCに結合しないと効果的な抗原提示が起こらず、がん細胞に対する免疫が起こらないからです）。また、使われているネオ抗原が比較的弱いものであったり、患者のがん細胞上に少ししか存在しなかったりすると、ワクチンの効果があまり期待できません。

図6－4に示した新しい試みでは、患

者のがん細胞が発現する強いネオ抗原を遺伝子配列から推測し、さらにそのＭＨＣ結合性とＴリンパ球の刺激能力を指標に特異的な治療ワクチンを作り、がん細胞に対する免疫の力を高めようとするものです。がん細胞の種類によっては複数種類のネオ抗原を混ぜます。ただし、がん細胞の遺伝子変異は個々の患者さんの間で異なっている場合が多いことから（＝患者間で共通する変異は少ないことから）、患者さんごとに新しいワクチンを作ることが必要になります。

このようなかたちの医療は個別化医療（パーソナライズド・メディシン）ともよばれ、個人ごとに適応したテーラーメイドの治療法です。アメリカやイスラエルなどでは既に悪性黒色腫患者に対して、この方法とチェックポイント療法を併用する試みが開始され、既存の方法よりもかなり高い治療効果が観察されています。[※5] しかし、すべて個別にワクチンを作る必要があるので、何千万円という非常に高額な治療費がかかります。なんとか早く、このような方法が一般化され、適切な費用でがん患者に使えるようになってほしいものです。

6-4 丸山ワクチンとＢＣＧ-ＣＷＳにがん抑制効果はあるのか？

丸山ワクチンの主成分は、結核菌からの抽出物質です。当初、皮膚結核の治療薬として開発されたのですが、皮膚科医の丸山千里氏（日本医科大学）ががんに効果があるとして報告しました。[※6]

その後、50年以上にわたり、丸山ワクチンががんの治療に使われ、著効を示したという例も一部にあるようです。しかし、依然としてその効果については諸説があり、はっきりしません。実は、丸山氏とほぼ同時期に、大阪大学の山村雄一氏のグループが、ウシ結核菌菌体成分製剤（BCG-CWS）を開発し、やはりがんの治療に効果を示すことを報告しています。[※7]しかし、このBCG-CWSも、丸山ワクチンと同様に、良い治療効果が見られるのは一部の症例に限られるようです。現在までのところ、どちらも厚生労働省から認可は得られておらず、一部の民間機関で治験というかたちで使われています。

丸山ワクチンと大阪のBCG製剤を現在の免疫学の知識に基づいて眺めると、どちらもいわゆるアジュバント（免疫強化物質）として自然免疫系を強く刺激する物質と考えられます。結核菌の菌体成分は、種々のTLRに結合して樹状細胞を強く活性化します（第5章の5-1）。また、自然免疫系の細胞に働きかけて、種々のサイトカインを作らせます。これらのことがあいまって起こると、がん細胞上のネオ抗原が樹状細胞上に効率的に提示されるようになり、がんを攻撃するTリンパ球が活性化されるようになるのかもしれません。

しかし、前にも述べたように、ネオ抗原が強いものでないとTリンパ球によるがん細胞排除はうまく起きないでしょう。また、がん細胞が変異を起こしていてMHC発現が失われている場合もがん免疫は働きません。あるいは、がん細胞が免疫系にブレーキをかけていてもがん免疫がうまく起こりません。したがって、丸山ワクチンやBCG-CWSがうまく働くためには、いくつもの条件が満たされている必要があります。これが、両者ともに、一部の症例にはかなりの効果が見られるものの、多くの例では期待するような治療効果が見られない理由ではないかと思います。現状では、これらの条件が満たされるかどうかを調べてからワクチンを投与するのではなく、ともかく投与してからどうなるかを見るというやり方ですので、あまりに不確定な要素が多いのが難点です。使ってみて効かなければ、手遅れになる可能性があるのですから、私であれば他の治療法を選ぶと思います。

このように、ＢＣＧのがんに対する治療効果はもう一つですが、学童期にＢＣＧを投与すると、その後の肺がんの発症率が大きく減ること、つまり予防効果がある可能性があることが、つい最近、報告されました。これは、アメリカインディアンとアラスカの先住民合計約３００人について60年間、調査した結果です[※8]。減少するのは肺がんのみで、その他のがんの発症率は減りません。ＢＣＧは結核に対するワクチンですが、同時に、強く自然免疫系を刺激するアジュバントとしても知られています。

この報告では、肺がん患者での結核罹患率は変わらなかったことから、ＢＣＧ投与で見られた肺がん発症率低下は、結核の発症を減らしたためではなく、自然免疫系を刺激したためであろうと推測しています。このような報告は人種によって異なる可能性がありますが、アメリカインディアンもアラスカの先住民も、人種的には日本人と同じモンゴロイドであるという観点からは興味深い報告です。次に、ワクチンではありませんが、免疫細胞の力を利用してがんを排除しようとする治療法について、個別に説明します。

6-5 がんに対する細胞療法

A T細胞（Tリンパ球）療法

これは、患者のTリンパ球を体外に取り出し、試験管内でがん細胞あるいはがんのネオ抗原で刺激して、がんに対するキラーTリンパ球を作り、それを患者に戻すことによって、がん細胞を殺そうとする治療法です。

アメリカ国立衛生研究所（NIH）のスティーブン・ローゼンバーグ氏のグループが多数の患者にこの治療法を試み、腎がんと悪性黒色腫の一部の患者では、がんが小さくなったり、時には完全に消失したりするような例も報告されてきました。[※9] しかし、多くのがんでは、あまり効果がなく、その理由の一つが、体内に戻したキラーTリンパ球ががんの病巣に入っていかず、肝心の相手に出会うことなく死んでしまうため、と考えられていました。

ところが、最近、もう一つの理由があることがわかってきました。それは、がん細胞が免疫細胞にブレーキをかけているとT細胞療法の効果が出ないということです。実際、ローゼンバーグ氏のグループは、通常の抗がん剤治療がうまくいかなかった転移性乳がん患者に、T細胞療法とともに免疫チェックポイント療法（免疫系へのブレーキを解除する方法）を併せて用いたところ、がんが完全に縮小し、患者が長期生存したことを報告しています。[※10] これは1例のみの報告です。問題は、これが特殊な1例だったのか、また、乳がんのみならず他のがんにも広く適用できる治療法なのか、ということですが、まだわかりません。今後の研究の展開が期待されます。

また、京都大学の河本宏氏のグループがiPS細胞からがん特異的なキラーTリンパ球を作る試みを進めています。これまでのところ、ヒトがんを移植したマウスの実験モデルではがんを小さくする効果が認められていますが、ヒトでの治療実験結果についてはまだ報告されていません。さらなる研究の発展が望まれます。

B　樹状細胞療法

これは患者の血液から樹状細胞になる前の未熟な細胞を取り出し、試験管内でがん細胞あるいはそのネオ抗原で刺激してから、患者の体内に戻して、患者のTリンパ球を刺激し、がんを排除する力を呼び起こそうというものです。しかし、樹状細胞は短命なので、体内ではあまり長く生きることはありません。また、血中に戻しても、がんの組織やがんに付属するリンパ節にはなかなか移動していかないので、Tリンパ球の刺激も期待するほどにはうまく起こらないことが問題です。ただし、最近、前述の免疫チェックポイント療法を併用すると治療効果が上がる可能性が指摘されていて、[※11] これについても今後のさらなる研究の展開が期待されます。

C　NKT細胞療法

NKT細胞は、NK（ナチュラルキラー）細胞とTリンパ球の両方の働きを併せ持つ細胞で、血中には全体の0・1％以下と非常に少数しかいません。しかし、この細胞にがん細胞を殺す能力があることから、理化学研究所のグループは、ヒトのiPS細胞からNKT細胞を大量に作る方法を開発しました。そして、iPS由来NKT細胞をヒトがん移植マウスに移入したところ、がんが縮小したとのことです。[※12] しかし、ヒトでの治療実験結果については、まだ報告されていません。今後の研究の発展が望まれます。

D　CAR-T療法

CARというのはキメラ抗原レセプター（chimeric antigen receptor）の略で、人工的に作製するキメラ（雑種）状態の抗原レセプターのことです。がん細胞を認識する抗原レセプターとTリンパ球にシグナルを伝えるレセプターの構成成分という2種類の成分を結合させて作るので、キメラ（雑種）レセプターという名前がついています。

CARは、いわば、がん細胞を捕捉するアンテナであり、がん細胞に結合した後にTリンパ球

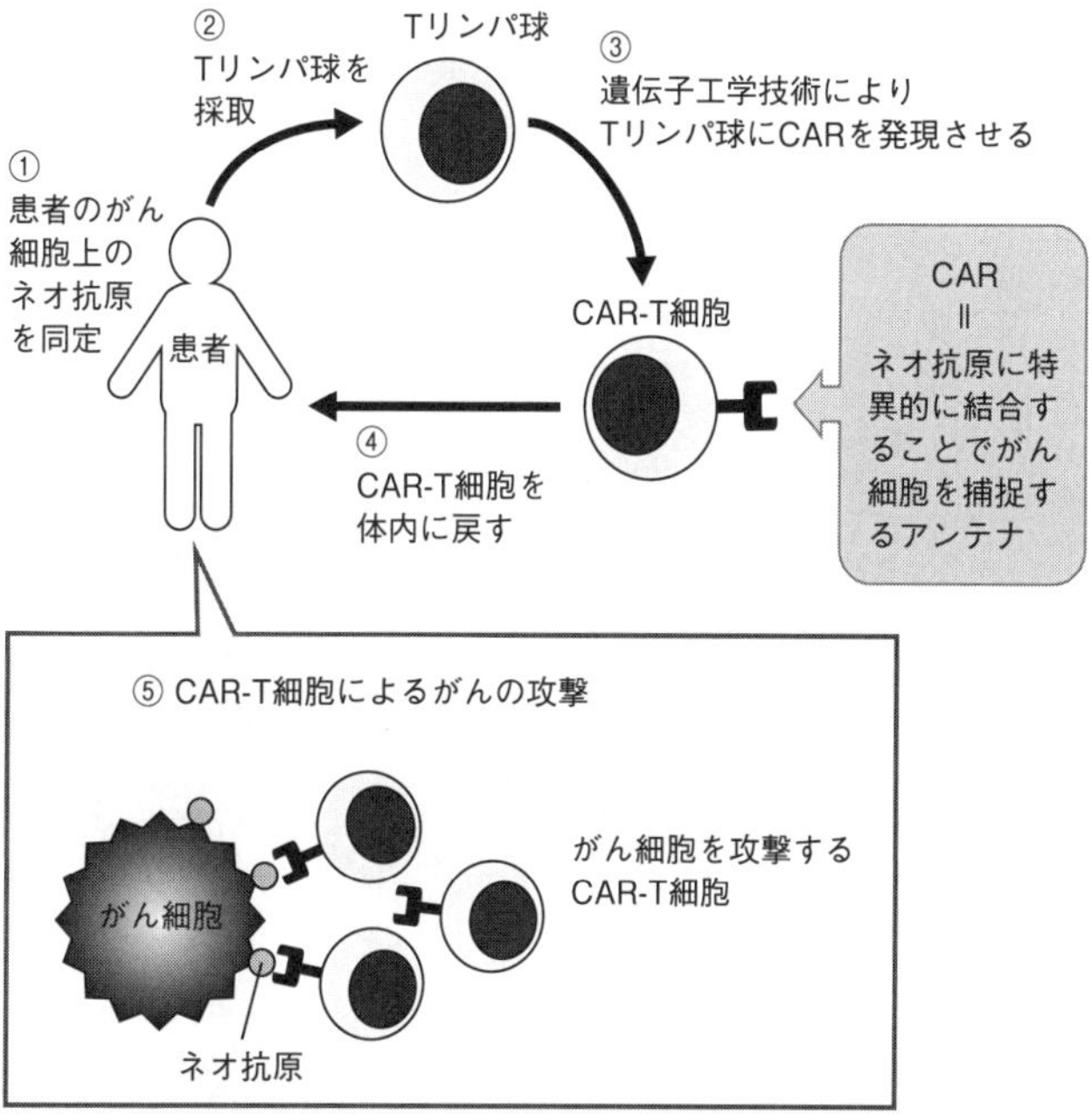

図6-5　CAR-T療法の原理と方法

に攻撃命令を送る細胞表面レセプターでもあり、一つで二役を果たします。このCARを患者の普通のTリンパ球に導入することによって、がんに対する攻撃細胞（＝キラーTリンパ球）を作り、それを十分に増やしてから、患者に戻して、がんを退治しようというものです（図6－5）。

この方法はアメリカでは既に白血病や悪性リンパ腫の治療に使われ始めています。たとえばBリンパ球由来の腫瘍であるB細胞性白血病やB細胞性リンパ腫などがその例です。

Bリンパ球は細胞表面にCD19という目印分子を持っているので、CD19に結合するCAR-T細胞を患者さん自身の細胞から作り、それを体内に戻すと、CAR-T細胞が体内でBリンパ球由来の腫瘍細胞に結合して殺すようになります。ノバルティス社から「キムリア」という名前で発売されています。これまでの報告では、CAR-T細胞を1回投与しただけで約8割の例で腫瘍細胞が消えたとのことです。※13 一部、再発例もあるようですが、これまでの化学療法ではとても得られなかったような非常に良い成績です。CAR-T細胞は正常なBリンパ球も殺すために、患者さんは抗体を作りにくくなり、感染症にかかりやすくなるのですが、このような副作用は免疫グロブリン（＝抗体）を注射することによってある程度避けることができるようです。

日本では、厚生労働省が2019年3月に「キムリア」の使用を認可し、同年5月、1患者あたりの薬価が3000万円超（正確には3349万3407円）と決まりました。どうしてこのような高額な価格設定になるかというと、これまでかかった製造開発費に加えて、遺伝子改変技術を使って患者ごとに異なるCAR-T細胞を作る必要があること、さらにそれを試験管内で厳しい条件のもとに長期培養して必要な数にまで増やす必要があること、などのためです。この治療法がより広く使用されるにつれて、薬価は徐々に下がっていくでしょうが、それでも当面は普通の人にはなかなか払えない額です。今のところ、CAR-T療法は、主に白血病や悪性リンパ腫に使われていますが、現在、普通のがんに対するキメラレセプター（CAR）も考案されつつあり、さらに応用の手が広げられていくことと思います。

E　光免疫療法

最近、光免疫療法ががんの治療に役立つのではないかと新聞やテレビで報道されています。この療法は、アメリカ国立がん研究所の小林久隆氏が考案・開発したもので、がん細胞の表面にあるネオ抗原に対するモノクローナル抗体（試験管内で人工的に作製した抗体で、特定の抗原だけに反応する）に特殊な色素をあらかじめ化学的に結合させ、この色素結合抗体を生体内に投与します。すると、この抗体は、がん組織に入り、がん細胞表面に結合します。抗体に結合している特殊な色素は、近赤外線照射を受けると、活性化されて、抗体が結合している細胞を破壊するという性質を持っています。このために、がん組織に対して近赤外線照射を行うと、がん細胞だけが選択的に死ぬことが期待できるのです。

治療としては、抗体投与と近赤外線照射だけなので、患者の負担が小さいのが特徴です。アメリカでは、再発した頭頸部がんに対する第三相試験（臨床試験の最後の段階）が既に始まり、近日中に日本でも開始されるとのことです。ただ、問題が一、二あります。一つは、治療とともに、がん細胞が変異をして、抗体が結合しないがん細胞が出現してくる可能性があることです。しかし、最近はがん細胞のネオ抗原に対する抗体が何種類も出てきているので、その場合には別の抗体に変えて治療をするという可能性もあります。また、がん組織を直接に照射しないといけないので、光照射が届かないところにあるがんや、多数の転移巣があるような場合には、この治療は使えないことになります。

6 免疫学者から見た民間の「免疫増強食品」の真の実力

テレビや新聞では、免疫力を高める食品やサプリメントなどの広告をよく見ますが、最初にこれに対する答えを言ってしまうと、学問的なレベルでわれわれのからだの免疫の力を上げることが確実に確認されているものは皆無といっていいでしょう。たとえば、キノコや海藻に豊富に含まれる多糖成分の一つにβ-グルカンがあり、一般にはこれが免疫力をアップするとあちらこちらで広告されています。がんに効くといわれることがあるサルノコシカケにもβ-グルカンが多く含まれていて、あたかもβ-グルカンに抗がん能力があるかのように書いている広告や論文もあります。しかし、β-グルカンの免疫刺激能力を報告する論文を実際に検討してみると、マウスの実験がほとんどで、しかもわれわれがとても経口的に摂取できないほど大量投与しているものがほとんどです。

そもそも、β-グルカンは多糖類の一種で、さまざまな種類のものがあります。たとえば、キノコ、大麦、酵母などに含まれる分子量1万以上のβ-グルカンは、自然免疫系の異物センサーの一つであるデクチン-1に結合して細胞内にシグナルを伝えますが、海藻などに含まれる分子量5000以下のβ-グルカンは、デクチン-1に結合しても細胞内にはシグナルを伝えません。つまり、β-グルカンにはいろいろあり、話は簡単ではありません。

事実、東京大学の岩倉洋一郎氏の研究グループ（現・東京理科大学）は、マウスの実験で、高分子量β-グルカンはデクチン-1に結合して、大腸炎の症状を悪化させることを示しています。※14 つまり、キノコなどに含まれている高分子量β-グルカンは、あるときには、かえって炎症の発症を促進することもあるのです。一方、岩倉グループは、低分子量のβ-グルカンは高分子量β-グルカンのデクチン-1への結合を阻害して、大腸炎の発症を抑制することも実験的に示しています。つまり、β-グルカンといってもいろいろあり、単にβ-グルカンがたくさん含まれているから免疫力アップにつながる、というようなことは簡単にはいえないのです。

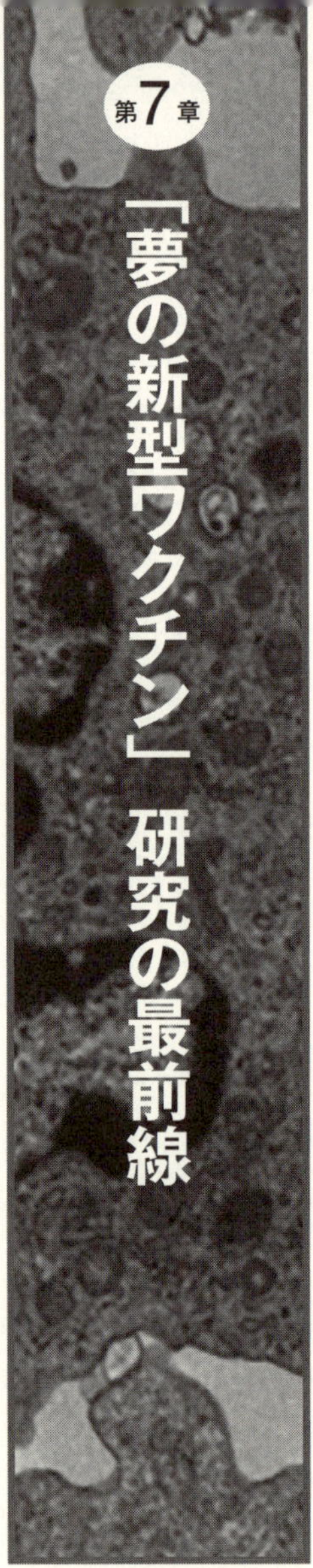

第7章 「夢の新型ワクチン」研究の最前線

7-1 ＤＮＡワクチン、ＲＮＡワクチン

これまで本書で扱ってきたワクチンは、病原体の一部であるタンパク質、ペプチド、あるいは糖鎖などがその主成分で、それを投与して、からだに免疫を誘導しようとするものでした。これに対して、最近、病原体の遺伝子の一部を投与するＤＮＡワクチンやＲＮＡワクチンの開発が進んでいます。

ＤＮＡワクチンは、病原体の特定の構成成分に対応する遺伝子をプラスミドベクターという遺伝子の「運び屋」に組み込んで大量に作らせ、それを個体に投与して、からだの中で病原体の遺伝子産物（＝タンパク質）を作らせ、免疫反応を起こそうとするものです。ＤＮＡワクチンは、通常、筋肉内注射します。

プラスミドベクターは、ヒトへの遺伝子治療などでも広く使われていて、安全性が確立されています。製造は、GMPとよばれる厳格な医薬品製造管理・品質管理基準に従って行われます。DNAワクチンの利点は、速く、安く、大量に作れることです。用いる遺伝子を、遺伝子工学的手法を用いてプラスミドベクターに組み込み、それを大腸菌に導入して、大腸菌を大きなタンクで培養して、DNAワクチンを作ります。したがって、これまでのワクチンに比べて、迅速にかつ安価で、大量に作ることができます。感染性に関わる遺伝子は含まれていないので、ワクチン接種により感染を起こすことはありません。最近では、種々の病原体に対してDNAワクチンの作製が試みられています。ただし、時に、作られる遺伝子産物の量が十分でないことがあり、その場合には免疫効果が弱いようです。

最近、注目されているのが、ジカウイルス感染症に対するDNAワクチンです。ジカウイルスは、RNAウイルスの一種で、やぶ蚊が媒介します。感染すると、手足の筋力低下やマヒなどのギラン・バレー症候群様の症状を示すだけでなく、妊婦が感染すると、しばしば胎児に小頭症などの先天異常を起こします。体液や血液の接触で感染が広がります。当初は南太平洋のポリネシアで流行していたのですが、その後、ブラジルをはじめとする南アメリカ、さらにはカリブ海地域に急速に感染が広がり、アメリカ合衆国でも患者が発生しています。このため、ワクチンの作製が急務となり、これまでにジカウイルスに対するDNAワクチンが複数作られています。臨床治験の第一相試験（フェーズⅠ）では、いずれも安全で抗体を作る能力があることが示され[※1]、すでに第二相試験が始まっているものもあります[※2]。

RNAワクチンは、DNAの代わりにRNAを使ったワクチンです。DNAワクチンの場合、細胞のゲノムに病原体遺伝子の一部が組み込まれる危険性がゼロではありません。そこで、DNAの代わりにRNAを使って、病原体構成成分の一部を個体の中で作らせ、それに対する免疫反応を誘導しようとするものです。

RNAワクチンもDNAワクチンと同様に、いったん作り方が決まると、普通のワクチンよりもずっと迅速に作ることができます。先に述べたジカウイルスに対してもRNAワクチンが既に作られていて、マウスやサルでは、ジカウイルスに対する抗体を作り、感染防御をする能力があることが報告されています[※3]。また、悪性黒色腫などの一部のがんに対しても、ネオ抗原に対応するRNAを複数種類、リポソームという脂質二重層を持つ球状の小さな袋の中に封入し、これをがんワクチンとして投与する試みが始まっています[※4、5]。

この方法の利点は、何種類もの候補RNAを混ぜて使うことにより、どれが強い免疫を起こすかがわかり、ひいてはどのネオ抗原が強い免疫能力を持つかを手早く判定できる点です。ただし、用いるRNAのタンパク質に翻訳される効率が必ずしも良くないことがあり、その場合には免疫を起こす効果が弱くなります。この点が改善されると、RNAワクチンは、画期的なものとなる可能性があります。

7-2 高血圧やアルツハイマー病を治すワクチン

がんワクチンの多くは、がん細胞に強く発現して正常な細胞にはあまりない抗原分子（＝ネオ抗原）に対して免疫反応を起こそうとするものです。「免疫系は自分でないもの＝非自己に対しては強く反応を起こすが、自己の抗原に対しては、ほとんど免疫反応を起こさない」という考えによるものです。しかし、最近、自己の分子であっても、アジュバントとともに免疫をすれば抗体を作ることができることがわかり、「病気の原因となるような自己分子があれば、それに対するワクチンを作ろう」とする動きがあります。

たとえば、加齢とともに出現する本態性高血圧症（いわゆる高血圧）の場合、からだの中でアンジオテンシンⅡが増え、これにより血管が収縮して、血圧が上がります。一方、アンジオテンシンⅡが働く細胞上の受容体の働きを薬剤で抑えると、上がった血圧を下げることができます。つまり、アンジオテンシンⅡは高血圧の治療標的の一つです。このことから、大阪大学の中神啓徳氏のグループは、自然高血圧発症ラットでアンジオテンシンⅡに対するDNAワクチンを投与したところ、期待どおりアンジオテンシンⅡに対する抗体ができて、血圧降下効果が認められたとのことです。[※6] 一方、スイスではヒトでアンジオテンシンⅡに対するワクチンの効果が調べられ、予備的試験では効果があるとされましたが、[※7] その後の第二相試験では有意な降圧効果は見られなかったようです。[※8] 同様の考えのもとに、アルツハイマー病患者の脳に蓄積するアミロイドβとタウタンパク質に対するワクチンも作られています。アミロイドβに対するワクチンの場合、脳の老人斑アミロイドの沈着は減少するものの、神経症状の変化は患者により大きな差があるようです。[※9、10] タウタンパク質に対するワクチンはマウスのアルツハイマー病モデルでは神経症状の改善に効果があるとの報告がありますが、[※11] ヒトではまだわかりません。また、果たしてワクチンを使ってアミロイドβやタウタンパク質を減らそうとすることが、本当に良いのかどうかは不明です。

7-3 花粉症ワクチン

花粉症は、花粉に対するアレルギー反応です。スギ、ヒノキ、ブタクサなどの花粉が飛散するシーズンに多く見られ、日本人の約4分の1が持っているといわれています。花粉症患者では、花粉に対するIgE抗体がたくさん作られ、マスト細胞という自然免疫系細胞の表面に結合するようになります。このマスト細胞表面のIgEに花粉あるいはその分解物が結合すると、マスト細胞が刺激されて、その中身が周囲に放出されて組織を刺激し、これが鼻粘膜で起こると、くしゃみ・鼻水、目の粘膜で起こると、流涙・結膜の充血などが起こります。

スギによる花粉症の場合には、スギ花粉中のCry j1、Cry j2というタンパク質が強いアレルゲン（アレルギーを起こす抗原）です。あるアメリカのベンチャーではCry j1、Cry j2に対するDNAワクチンを作り、これを投与することにより、IgE以外の抗体を優先的に作らせて、IgE産生を抑えるという試みを始めています。アメリカでは、第一相試験が終わり[※12]、現在、日本でも第一相試験が始まっています。

7-4 痛くない（注射針を必要としない）ワクチン

ワクチンを投与する際に問題となるのは、注射による痛みです。実際、ワクチン投与を受けたくないのは痛いから、という人がかなりいて、注射時の痛みはワクチン忌避の大きな理由の一つです[※13 14]。注射針は、その太さをゲージという単位で表します。皮下注射では25～24ゲージ（外径0・51～0・56㎜）、筋肉注射では23～22ゲージ（外径0・64～0・72㎜）のものがよく使われますが、最近では外径が0・2㎜以下の非常に細い針が作られていて、痛みがかなり軽いとのことです。皮膚表面には1㎝²あたり100～200個という高い密度で痛点が分布していて、ここに針が当たると痛みを感じます。注射針を細くすると、痛点に当たる確率が低くなるので、痛みが軽いということになります。

注射の際のもう一つの問題は、「針刺し事故」です。医療従事者が、注射後に注射針を保護キャップに戻そうとする（＝リキャップする）際に、患者の血液が付いた針を誤って手や指に刺してしまうことがあるのです。残念なことに、医療現場では珍しくないことで、日本全体で一時期、年間、数十万件あると推測されていました。[※15] 私も新米の病棟医だった頃、何度も針刺しをしてしまった経験があります（勤務時間が長くなり、疲れて集中度が下がってくると、針刺し事故が起きやすくなるのです）。

しかし、最近は、リキャップはしないことが推奨され、現在の針刺し事故数はもっと減っていると思います。いずれにせよ、針刺し事故で怖いのは、他人からＨＩＶや肝炎ウイルスなどをもらう可能性があることです。いっぽう、注射針がなければ針刺し事故も起こらないことから、アメリカでは一部で「針なし注射器」が試用されています。先端の小さな穴からワクチンの液が高圧・高速で発射されて、薬液が筋肉内に到達するというものです。一部のインフルエンザワクチン接種で用いられ、治験の際の論文を見ると、免疫効果としては注射針の場合と同様で、しかも接種時の痛みは注射針より軽いのですが、注射後の腫れや痛みなどの局所反応は普通の注射より若干大きいかもしれないとのことです。[※16] ただし、最近の技術の進歩には目覚ましいものがあります。より有用な針なし注射器が開発されてくることが期待されます。

7-5 全員に効果を示す、副作用のないワクチン

ワクチンは、からだの免疫反応の中でも特に免疫記憶という現象を利用したものです。免疫記憶がからだに残るためには、Tリンパ球が活性化することが必要です。第5章の5-4で説明したように、このためには、ワクチン成分(=抗原)が樹状細胞の細胞膜上にあるMHCという分子に結合してその上に提示されることが必要で(=抗原提示という現象です)、このMHC・抗原複合体をTリンパ球が認識したときにはじめて活性化が起こるのです。ところが、MHCは「個体の目印」ともいわれるほど、非常に種類が多いために、ワクチン成分がMHCにうまく結合できない場合があります。このようなMHCを持つ人は、いわゆるノン・レスポンダー(不応答者)といって、遺伝的にその特定の抗原にはうまく反応できないのです。B型肝炎ワクチンだと、数%の人がノン・レスポンダーです。このようなことから、一つのワクチンの中に複数の抗原を混ぜない限り、すべての人に同等の効果を示すようなワクチンは理論的にできません。

これは、ワクチンの副反応についても同様です。第4章の4-2で、ワクチンによるアナフィラキシーについて説明しましたが、アナフィラキシーにもTリンパ球が関わっています。ということは、アナフィラキシーにもMHCを介した抗原提示が関わり、そして、MHCが非常に多様であることを考えると、特定の抗原に対してアナフィラキシーを示す人は必ず一定程度の確率で

存在するのです。このようなことがあるために、ワクチンについては、多くの人で安全性を確認するための臨床試験が行われるのですが、最後の第三相試験までの被験者の数は通常、数千人レベルです。

したがって、数千人単位の人たちで重い副反応が見られなくても、もっとずっと大きな集団になると、きわめて少数ですが、命にかかわるような副反応が見られることがあるのです。その率は、100万件に1~10件の割合といわれています。[※17] つまり、ワクチンはゼロリスクではなく、一定のリスクがあるのです。このように考えると、副反応のないワクチンを作るのは、現状ではほとんど不可能といっていいでしょう。

しかし、ワクチンのメリットとデメリットを考えると、これまで説明してきたように、ほとんどのワクチンではメリットのほうがデメリットをはるかに上回ります。「ワクチンは副作用があるからだめだ」というような十把一絡げの議論ではなく、今後どうしたら、さらに副作用(副反応)のないワクチンを作れるのか、免疫学、感染症学、微生物学の進歩とともに、関係者全員が頭を突き合わせて考えていくことが大事だと思います。

第8章

「免疫力を強くする」のウソ・ホント

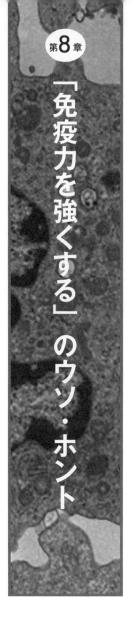

8-1 そもそも「免疫力」とは？

テレビの健康番組や新聞の広告欄では、毎日といっていいほど、「免疫力アップ」のための食品やサプリが紹介され、「……を飲むと、元気になった」とか、「風邪をひかなくなった」というような話が次々と紹介されています。しかし、そのほとんどが少数の元気そうな有名人による体験談です。われわれの免疫系（＝からだの抵抗力）には非常に大きな個人差があります。このために、少数の人たちにあてはまることでも、それが大きな集団にあてはまるとは限りません。また、どのような調査や実験であれ、出てくる結果には必ず一定の誤差があることを忘れてはいけません。思い込みも実験結果に大いに影響します。したがって、特定の物質の効果を科学的に判定するためには、いくつかの条件が満たされていないといけないのです。

その一つが、ダブルブラインド（二重盲検）性です。特定の物質が、本当に有意な効果があるのかを判断するためには、研究実施者、被験者の思い込みによる影響を除くことが必要で、このためには、どんな物質が投与されるのか、実施者も被験者も、どちらもわからないようにして実験しないといけないのです。しかし、テレビの健康番組などでは、そのようなことをやっているものはほとんどありません。

これは、開業医だった私の父から聞いた話ですが、私の祖母が夜眠れないと言うので、父が白い粉薬を薬包紙に入れて渡すと、祖母はいつも翌朝、「よく眠れたよ」と言っていたそうです。しかし、父によると、渡したのは効果があるはずがない乳糖で、「これがプラセボ効果だよ」と言ってにやにやしていました。プラセボとは、薬のように見せた偽薬のことで、また、プラセボ効果とは、本来薬としての効果を持たない物質によって得られる効果のことです。どのような偽薬であっても、約3割の人に効果があるといわれています。[※1]ということは、ほぼ3人に1人は、効果がない薬でも信じて飲めば効く、ということになります。皮肉な言い方ですが、もしかすると、「信じる者は救われる」というのには、こういう要素があるのかもしれません。

したがって、健康番組によく出てくる話の多くは、気をつけて解釈することが必要です。これに加えて、特定の物質の効果について正しい判断をするには、その物質に用量依存性があるのか

（投与量が変われば効果が変わるのか）、そして、時間依存性があるのか（一つのタイムポイントでの判断ではなく、投与後の時間と得られた効果の間には一定の相関があるのか）などについても確認する必要があります。しかし、テレビの健康番組では、そのほとんどが、単一用量や単一タイムポイントで、「何を何回飲んだら1週間後に効果がありました！」というような話ばかりです。多くの健康食品や民間療法は高額な出費がともないますが、免疫学者の私には、正直価格に見合うだけの効果があるようには到底思えません。

8 2 「免疫力」は測定できるのか？

それでは次に、そもそも免疫力とはどのようなものか、またそれを科学的に計測することが可能なのかどうか、少し考えてみたいと思います。第3章で説明したように、われわれの免疫系は多種類の細胞からなっています。そして、免疫系には、細菌やウイルスを追い出す、寄生虫感染を防ぐ、がん細胞の発生を防ぐなど、多種多様な機能があります。それぞれの機能においては、関与する細胞がおおよそ決まっていて、通常、複数種類の細胞がお互いに協力して、特定の機能が遂行されるようになっています。言ってみれば、免疫系は多くの部品からなり、多機能な精密機器のようなものです。このような機器の場合、個々の部品だけを調べても、機器全体の機能は測れませんが、これは免疫系も同様で、個々の細胞の機能を見ても、系全体の力を判断することは容易ではありません。もちろん、血液中の白血球、特に、Tリンパ球やNK細胞に注目して、その数や能力を調べることはできますが、これは、個々の部品の数や機能を見ているのであって、それなりに参考にはなるものの、それで系全体の機能がわかるわけではありません。

また、このような採血による検査で問題になるのは、免疫細胞のすべてが常に血液の中を循環しているのではないことです。リンパ球が良い例です。血液中にいるリンパ球数は、からだ全体に存在するリンパ球数のわずか2％[※2]で、残りの98％は、血液以外のところにいるのです。また、血液中に出てくる免疫細胞の数や種類は、ストレスや喫煙、スポーツなど、さまざまな条件によってかなり変わります。

たとえば、Tリンパ球だと同一人で朝と夜の間で2倍ぐらい数が違います（朝が低く、夜が高い）[※3]。つまり、同一人の中でも時間帯によってその数が異なり、しかも血液中で見られる細胞はからだ全体の中のほんの一部だけなのです。となると、特定の食品やサプリメントを飲んで血液中のTリンパ球やNK細胞の数が少々増えたというような話は、かなり解釈が難しいということになります。

また、免疫系にはもう一つ多様性という問題があります。それは、第5章で説明したように、特定の病原体に対する反応性は個人が持つMHC（ヒトではHLAともよばれる）によって大きく変わるということです。つまり、抗原の種類によって、強く結合するMHCとか弱く結合するMH

Cがあるのです。その例が、特定のワクチンに対するノン・レスポンダー（不応答者）です。

第7章で、B型肝炎ワクチンのノン・レスポンダーの例をあげましたが、大きな集団に対してB型肝炎ワクチン接種をすると、通常、数％の人がこのワクチンに対して十分に抗体を作ることができないノン・レスポンダーです。この多くは、特定のB型肝炎ワクチンで使われている病原体成分（＝抗原）がMHCにうまく結合できずに、Tリンパ球が活性化されないことが原因です。[※4]しかし、このような人でも、別の会社のB型肝炎ワクチンを使うと、普通の反応性を示すことがしばしばあります。[※5]つまり、B型肝炎ウイルスの別の部分を抗原としたワクチンであれば、しかるべき効果を示すということです。また、肝炎ワクチンに対する反応性が低くても、破傷風ワクチンのようなまったく別種のワクチンに対しては反応性が正常であることも多く、[※5]同一人の中でも病原体（あるいはワクチン）の種類によって反応性が変わってくるのです。そのようなことから、現状では、種々の抗原に対する総合的なからだの免疫力を一回だけの検査で測定するというのは、免疫学者の私が考える限り、至難の業だと思います。

では、どうして血液検査をするのかというと、現状では、血液より他に簡単に免疫細胞を採取できる材料が存在しないからです。また、血液中のTリンパ球やNK細胞の数は、簡単に調べることができるので、手っ取り早いからです。そして、このような方法では、大事な部品が数的に揃っているかどうかについては確かに判断できます。しかし、機能まで見ようと思うと、その細胞を取り出してきて、さらに高度な検査をすることが必要です。また、それをしても、一定の限られた数の抗原に対してしか調べることができません。そして、その結果が必ずしも免疫系全体の反応性を表すとは限らないのです。

繰り返しになりますが、現状での免疫力を調べるという検査は、「部品だけの機能を調べる」という域を脱していません。「木を見て森を見ず」的なところがあるのです。おそらく、近い将来には、科学技術の進歩とともに、採血をせずに体内での免疫細胞の分布や、特定の臓器における免疫細胞の頻度や能力を知ったり、個体全体の免疫能力を知ったりすることが可能になるでしょうが、まだそれができないのが現状です。

8-3 「免疫力」は強くできるのか？

免疫力全体を正確に測定するのが困難なことはご理解いただけたと思います。その曖昧さが、「免疫力」の強化を謳う健康食品や民間療法につけいる隙を与えているといえるかもしれません。では科学的に信頼できる方法で、免疫力を強化できる方法はあるのでしょうか。その問いについては明快に「イエス」といえます。

免疫学者である私がもっとも自信を持っていえる科学的な免疫力増強法は、本書で繰り返し取り上げた「ワクチン接種」です。現在、存在する医薬品の中では、もっとも確実に免疫力を上げる方法です。

　効き目の悪いワクチンの代表格であるインフルエンザワクチンですら、有効率は30～60％前後に及びます。麻しんのワクチンの有効率は90％をはるかに超え、２回接種ではほとんどの人に免疫がつき、はしかにかからなくなります。２回ほど注射を打つだけで、きわめて感染力が高く病原性の麻しんの感染リスクからほぼ排除されるのです。もちろん、ワクチン接種にともなう副反応が起きるリスクはありますが、そのリスクはきわめて低い水準で許容できる範囲のものです。

　ワクチンの有害性を過剰に煽り、「もうワクチンはやめなさい」とか「ワクチン副作用の恐怖」を謳う方が少なくありませんが、その主張は一方的なもので科学的なエビデンスがともなわないばかりか、そもそも免疫学的に見ると誤った知識に基づくものが大半です。こうした極端に惑わされて、もっとも科学的に信頼できるワクチンを忌避することは本当に残念だと思います。

　ただし、このもっとも強力で信頼性の高い免疫力増強法であるワクチン接種は、用いたワクチン（抗原）に対する免疫力しか増強させません。全般的な免疫力を向上させる医薬品の研究も進んでおり、一部にはその可能性に期待を持たせるものもありますが、現時点では、副作用を持たないような免疫増強剤はまだ見つかっていません。

　このように書いてしまうと、がっかりされるかもしれませんが、こうした薬剤に頼らずとも、免疫力を高める方法は存在します。それは、血管系やリンパ系における細胞の往来をすみやかにする方法です。もう少しわかりやすい言い方をすると、血液循環やリンパ循環を良くしてやれば、その分、免疫力が高くなるのです。この場合、免疫力とは、からだの防衛能力の全体のことで、部品の能力のことではありません。

これは、免疫系の特徴に目を向けると、理解できることです。肝臓、腎臓、膵臓などの組織ではすべての大事な細胞が一つの臓器の中に存在するのに対して、免疫系では、免疫細胞が作られる一次リンパ組織(骨髄、胸腺)と、免疫細胞が実際に機能する二次リンパ組織(脾臓、リンパ節、パイエル板など)が、お互いに地理的に離れて位置しています。これらの組織の間を血管とリンパ管という脈管系がつなぎ、免疫細胞はこの脈管系を自らの通り道として、さまざまなリンパ組織(=免疫組織)の間を交通し、それによって免疫系の機能を維持しているのです。

よく血管を「必要なものを提供する上水道」、リンパ系を「不要なものを回収する下水道」とたとえることがありますが、免疫細胞にとっては、上水道も下水道も区別はなく、どちらも同様に重要な通り道です。この往来が悪くなると、免疫応答に必要な細胞が必要な場所に運ばれなくなるために、免疫系の機能が低下するのです。

このことをさらに、リンパ球の反応性から見てみましょう。第5章の抗原レセプターに関する解説で、リンパ球が抗原を認識する「抗原レセプター」には非常に大きな多様性があり、その数は外界に存在する抗原の数（～50万～100万種類）に匹敵するぐらいあることを指摘しました。ということは、からだ中のリンパ球数は10の11～12乗のオーダーですから、特定の抗原レセプターを持つリンパ球（＝特定の抗原に反応できるリンパ球）の頻度は、10の5乗に1個程度、つまり10万個に1個程度ということになり、非常に低いことがわかります。

ただし、多くのリンパ球は、からだ中の血管系とリンパ系を介して、非常に速いスピードで繰り返し循環しています。実験的に調べてみると、一つのリンパ球が血液中にいる時間は平均30分で、その後すぐに血流を離れて組織に入り、リンパ管を介して、また血液に戻ってきます※6（リンパ管の本管である胸管が左鎖骨下静脈につながっているので、リンパ管から胸管に入った免疫細胞は直接、血液系に流入するのです）。つまり、特定の抗原に反応できるリンパ球の頻度は非常に低いものの、リンパ球が早い速度で血管系とリンパ系の間を繰り返し循環し、免疫反応が起こるリンパ節や脾臓に常に出入りしているので、侵入してくる病原体（＝抗原）にすぐに反応できるようになっているのです。「リンパ球は免疫系のパトロール役」といわれるゆえんです。

また、免疫組織を作るリンパ球は骨髄や胸腺から補給され、樹状細胞は骨髄から補給されます。この産生工場から免疫反応現場（＝二次リンパ組織）への細胞補給にも血液循環が大事です。さらに、免疫組織では不要な細胞が死にますが、この食べ残しや老廃物を排除・回収するのがリンパ系です。したがって、リンパ系の流れもとても大事です。

これらのことから、血管系やリンパ系における細胞の往来をすみやかにしてやれば、その分、免疫系全体の能力が高くなる、ということになるのです。

それでは、血流、リンパ流を良くするようなことは、そのまま免疫力のアップにつながる、と考えていいのでしょうか。答えは、条件つきでイエスです。後でストレスが免疫細胞に悪い影響を与える可能性について触れますが、できればストレスがかからないかたちで、血流、リンパ流を良くするのがいいのです。

たとえば、ウォーキングです。ランニング、ジョギングは人によっては負担が大きすぎて、物理的、心理的ストレスになる可能性がありますが、ウォーキングは、時間、速さを調節すれば、大きなストレスなしにからだ中の血流、リンパ流を上げることができます。これはストレッチングや、ヨガ、マッサージ、さらには乾布摩擦《かんぷまさつ》も同様です（今はほとんど乾布摩擦の話を聞かなくなりましたが、私の祖父は朝起きては乾布摩擦をやっていました。ただしアトピーのある人には、あとで痒くなるので、乾布摩擦は禁物ですが）。

私はその昔、大学院生だった頃、動物のリンパ管にチューブを差し込んでリンパ流を測ることをしていましたが、うまくリンパ流量が得られないときに一番効果があったのは、筋肉をゆっくりと動かすこと、そして体温を少し上げる、ということでした。このことからわかるように、ぬるいお風呂に入って、からだをゆっくり動かすというのは、まさに、血流、リンパ流を良くするのに役立つことなのです。また、試験管内で免疫細胞にサイトカインを作らせるときにも、温度を37℃より少し上げると、種々のサイトカインがたくさん作られるようになります。体温が少し上がると、免疫細胞の機能も良くなるのです。

まとめると、ストレスがかからないような、スローライフ・スタイルで、ゆったりと息を吐いたり吸ったりしながら、持続してゆっくりと筋肉運動をする、あるいはゆっくりと体温を上げる、ということが、免疫系の機能を向上させ、からだに良い、ということになります。

食事も同様です。ゆっくりと食べ、その後は一休みしてから、ゆっくりと後片付けをしたり、のんびりと散歩をしたりすることがいいのです。疲れた、おなかが減った、といって、一度にたくさん食べ、食後すぐにバタンキューと寝る、というのが最悪のパターンです。食物が小腸に入ると、分解されてできる栄養分のうち、ブドウ糖（糖質）とアミノ酸（タンパク質由来）は、小腸上皮細胞表面にある絨毛という構造内の毛細血管に吸収され、血液系へと移行します。一方、脂肪分は、小腸絨毛内の乳《にゅう》び管《かん》とよばれるリンパ管に入り、その後、胸管に移行し、最終的に血流に入ります。

つまり、糖分、アミノ酸、脂肪分のいずれもが、最終的に血管内に運び込まれます。このときに、血流、リンパ流がすみやかに流れていれば、栄養分は血流を介して必要な場所（たとえば、肝臓や膵臓や筋肉など）にすみやかに運び込まれ、必要な代謝がただちに行われます。無理に健康食品などを摂らなくても、バランスの良い食事をしていれば、からだに必要な糖分、アミノ酸、脂肪分、ビタミンなどが補給されます。

ところが、血流やリンパの流れが悪いと、栄養分の取り込み、吸収が悪くなるだけでなく、組織での代謝も悪くなります。代謝が悪くなると、過剰な糖分や脂肪分や、さらにはその老廃物が組織に溜まり込むことになります。これが最終的には、慢性の炎症反応を介して、組織の老化につながるのです。すなわち、「食べてすぐに寝ると、牛になる」というよりは「食べてすぐに寝ると、老化が進む」のです。

免疫力を高める健康食品やサプリメントはほとんど存在しないと書きましたが、拙著ブルーバックスの『免疫と「病」の科学』でも書いているように、乳酸菌を含むヨーグルトなどの飲み物は、腸内環境のバランスを整えることにより、間接的にからだの免疫力を上げる効果がある程度はあるようです。ただし、これには個人差がかなりあるようです。もっともテレビなどでいわれているような「生きた乳酸菌が腸に到達して効果を発揮する」ということはないようです。東京大学名誉教授の光岡知足《ともたり》氏はマウスにヨーグルトを投与することにより腸内に善玉菌が増えることを観察していますが、光岡氏の実験によると、死んだ菌を投与しても生きた菌と同じだけの効果があるとのことで、生きた菌が腸内に棲みついてその効果を発揮するのではないとのことです。[※7] 生きた菌だけでなく死菌でも効果があるのはなぜでしょうか。一つの可能性は、腸管の自然免疫系センサーが菌体成分を感知して、免疫系が刺激されるとともに、これが腸内で善玉菌が増えるような環境形成に役立ち、その結果、からだの免疫力が二次的に向上するということかもしれません。

まとめますと、免疫力をアップさせる食品やサプリがあるかどうかについては、私は大いに懐疑的です。国のお墨付きがある「特定保健用食品（トクホ）」や「保健機能食品」ですらさまざまな問題点を抱えており、その科学的根拠はきわめて脆弱です。それ以外のいわゆる健康食品については推して知るべしで、個人的にはプラセボ効果のような暗示以上の効果はほとんど望めないと考えます。これについては、ブルーバックスの拙著『免疫と「病」の科学』で詳しく述べていますので、興味のある方はそちらをご覧ください。

8-4 ストレスと「免疫力」の不思議な関係

免疫力を高める方法として、血液循環やリンパ循環の改善をあげましたが、もう一つ注意しておきたいのが過度のストレスです。過剰なストレスは免疫力全般を低下させます。以下、生理学の知見をもとに、ストレスと免疫の関係について説明します。

ストレスがあると、それに適応しようとするからだの反応が起こります。初期の段階では、血圧や体温の上昇、筋肉の緊張などが見られますが、これは交感神経からノルアドレナリン、副腎髄質からはアドレナリンなどの神経伝達物質が放出され、心臓や筋肉に神経を介して働くからです。ストレスは外傷や精神的な圧迫などの有害事象からからだを守るための一種の防御反応で、あえて不快な状態を作り出すことでからだに対して警告を与えるなどして、回復のために安静を促すなどの効用があります。

しかし、このようなことが長く続くと、やがて、胃潰瘍や十二指腸潰瘍ができたり、免疫組織が萎縮したりするようになります。これが慢性的なストレスで起こる病的状態です。カナダ・マッギル大学のハンス・セリエ氏（１９０７〜１９８２）は、マウスで副腎を摘出すると、このような病状が起こらないことを見つけました。

彼は、その後、研究を進めた結果、ストレスは脳下垂体を介して副腎を刺激し、その結果、副腎皮質からコルチゾール（別名ヒドロコルチゾン）というホルモンが多量に作られるようになり、このコルチゾールがストレス症状を起こすことを明らかにしました。コルチゾールは、免疫細胞の働きを特に強く抑制することから、その後、コルチゾールとその誘導体を含む種々のステロイド剤（別名、ステロイド薬……商品名はプレドニン、メドロール、デカドロンなど）が免疫抑制剤、炎症抑制剤として開発され、現在、アトピー性皮膚炎や喘息の治療などに広く使われるようになっているのは、既に皆さんご存じのとおりです。

ステロイドは脂溶性なので、細胞膜を通り抜けて細胞内に入り、細胞質に存在するグルココルチコイドレセプター（GR）に結合します。ステロイドが結合したGRは核に移行して、炎症性サイトカイン遺伝子などの働きを抑え、これによりステロイドが抗炎症効果、免疫抑制効果を発揮するのです。自然免疫系、獲得免疫系の両方の働きを抑えます。ただし、GRはすべての細胞に存在するので、ステロイドは免疫系以外にもさまざまな効果をもたらします。これがステロイド剤による副作用（にきびができる、血糖値が上昇する、顔が腫れて満月様顔貌になるなど）の原因となります。

しかし、ステロイドのもっとも強い作用は免疫抑制です。このような強力な免疫抑制的なホルモンがストレスの際に分泌されるのですから、なぜストレスによってからだの抵抗力が低下するのかは、これで良くおわかりいただけるかと思います。

以上のことから、ストレスが健康に良くないことは明らかです。しかし、一方で、あまりにそれを意識しすぎてもかえって良くないことを示す報告があるのをご存じでしょうか。

これは、アメリカのウィスコンシン大学の研究グループによる仕事です。[※8]彼らはアメリカ国立衛生統計センターが行った約1億8000万人に対する調査の結果をもとに、「強いストレスがあり、それが健康に影響を与えている」と答えた人と「強いストレスがあっても健康にあまり影響を与えない」と答えた人の間で死亡率を比べてみました。その結果、前者の方が後者に比べて、その後の死亡リスクがなんと40％以上も高く、一方、単に「自分にはストレスの量が多い」

と思っている人や、あるいは、「一般にストレスが健康に悪影響を与える」とだけ思っている人の間では死亡リスクは上がっていませんでした。このことは、「ストレスの量」と「ストレスが健康に悪いと思う」という二つのことが、相乗的に悪さをする可能性を示していて、ストレスが健康に悪いと思いすぎる人のほうが、そうでない人に比べて、死亡リスクが高い、すなわち短命である、という可能性を示唆しています。

ちなみに、前述のストレス学説の祖であるハンス・セリエ氏は、研究の鬼だったそうで、毎日4~5時間しか睡眠をとらず、研究室にこもって生涯で1500件を超える研究報告をしたそうですが、1980年代前半に75歳で亡くなっています。[※9] 当時の男性の75歳は平均寿命以上でしょうから、ものすごいハードワーカーでもほぼ寿命を全うしたということになりますね。いずれにせよ、単純に「ストレスは健康に悪い」というマインドセットにおちいるのではなく、かえって「ストレスは自分の味方だ」と思えるぐらいの図太さが時には大事なのかもしれません。

初期のストレスは交感神経を刺激しますが、最近、これに関係して、大阪大学の鈴木一博氏のグループが面白い研究をしています。この章の前のほうで、血液中のリンパ球数には日内変動があることに触れました。鈴木グループは、リンパ球の日内変動は交感神経刺激によって神経末端から放出されるノルアドレナリンの影響を受けていることを明らかにしたのです。[※10,11]

一般に、リンパ球は、骨髄や胸腺で作られた後、血液中に放出され、全身のパトロール役として血液系、リンパ系を介して全身を巡ります。このとき、リンパ球は、リンパ節を含むリンパ組織内で血管の外に出て、そこで異物に出会えばその場にとどまって免疫反応を起こし、一方、異物に出会わなければ、その場にとどまることなく、リンパ管を介して再び血液中に戻るという再循環現象を示します。鈴木グループは、マウスを使って、交感神経末端から放出されるノルアドレナリンがリンパ球細胞膜上のβ2アドレナリン受容体に働き、これによってリンパ球が一時的にリンパ節にとどめおかれ、そのために一時的に血液中のリンパ球の数が減ることを明らかにしました。

一方、交感神経からの刺激が減ると、リンパ球はリンパ節にとどまらずにリンパ管を介して血液中に戻ってくるので、血液中の減っていたリンパ球数は回復するのです。このことは、交感神経刺激で放出されるノルアドレナリンがリンパ球の体内での居場所に影響を与え、これによって血液中のリンパ球数の日内変動が見られることを意味しています。

リンパ球がリンパ節にとどまり、血液中のリンパ球数が低下すると、免疫力が低下するように思われるかもしれませんが、実際はその逆です。リンパ球がリンパ節にとどまるということは、リンパ節の中のリンパ球の数が増えることを意味します。鈴木グループは、免疫反応は主にリンパ節の中で起こることから、リンパ節中のリンパ球が増えると、免疫反応が効率良く起きるはずであると考えて、マウスに交感神経活動が高いときに抗原を投与するようにしてみました。すると、彼らの予想どおり、交感神経活動が高いときのほうが、低いときに比べて、たくさんの抗体が作られたのです。前述したとおり、初期のストレスは交感神経活動を高めるため、リンパ節におけるリンパ球の数を増やして免疫力を高めているともいえます。

実は鈴木グループがマウスで観察したのと同様のことが、ヒトでも報告されています。イギリスのバーミンガム大学のグループが、65歳以上の人たち276名にインフルエンザワクチン接種を行い、この際に、午前中あるいは午後に分けて接種し、1ヵ月後、それぞれの群について作られている抗体量を調べたのです。その結果、交感神経活動の高い午前中に接種を受けた群のほうが、午後に接種を受けた群に比べて、有意に多くの抗体を作っていました。[※12] つまり、交感神経活動が高く、リンパ球がリンパ節で増えるときに、免疫反応が強くなるのです。ただし、調査対象が65歳以上の高齢者のみだったので、これはやや問題があるかもしれません。というのは、通常、高齢者のほうが朝型の生活パターンであることが多いので、その分、余計にきれいに差が出てきた可能性があるからです。

以上、まとめると、過剰なストレスは免疫組織を萎縮させ、免疫反応を低下させます。ストレスが非常に強いときには、風邪をひきやすくなったり、皮膚や口唇にヘルペスが出てきたり、虫歯になりやすくなったりしますが、それはストレスが免疫反応を低下させるからです。

しかし、一方で、「ストレスが健康に悪い影響を与える」とくよくよと考えすぎるのは、禁物かもしれません。というのは、「自分がたくさんのストレスを受けている」と考えることと、「ストレスが健康に悪影響を与えている」と考えることの間には、相乗効果がある可能性があり、それが余計に健康に悪い影響を与える可能性があるからです。むしろ、適度なストレスは免疫系を刺激して免疫反応を強める可能性が高いので、「少しぐらいのストレスならば、それをかえって味方にしよう」というポジティブな考え方をするほうが良いのかもしれません。

8-5 「免疫力」は高ければ高いほどいいわけではない

最後にもう一つ。読者の方々にぜひご理解いただきたいのは、「単に免疫力を強くすれば健康になるとは限らない」ということです。適切な免疫反応は感染症やがんの防御にとって不可欠ですが、免疫の力が強くなりすぎると、反応しなくてもよい外来性物質や自己成分にまで反応してしまい、かえって健康が損なわれることがあります。われわれの免疫系は、アクセルとブレーキの両方がバランス良く働くことによって、その機能を果たすのです。単にアクセルだけを踏み込んでもだめなのです。

これは前著であるブルーバックス『免疫と「病」の科学』のテーマでもあるのですが、最新の免疫学の知見では、私たち現代人の健康を蝕んでいる多くの生活習慣病は、一過性で終わるはずの炎症という免疫反応がダラダラと続くことによって起きる病気であることがわかってきました。慢性炎症が関わる病気は、がん、肥満・糖尿病、脂質異常症、心筋梗塞、脳梗塞、肝炎・肝硬変、アトピー性皮膚炎、喘息、関節リウマチ、老化・認知症・アルツハイマー病、うつ病、潰瘍性大腸炎、クローン病など多岐にわたります。本書をご覧になった読者の方の中には、こうした病気を免疫力を高めることで防御できるのではないかと思われた方も多いと思います。ところが意外にも、現代人の多くが罹患している病気は、免疫力の不足ではなく、免疫の過剰応答が原因だったのです。

慢性炎症は一過性に治まるはずの炎症反応が長引き、さらには体内のブレーキ機構などが破綻することによってドミノ倒し的な連続的現象が続く状態です。やっかいなことに慢性炎症は、炎症反応で起きる発赤《はっせき》、腫脹《しゅちょう》、熱感《ねっかん》、疼痛《とうつう》という四徴候がはっきりと見えないため、気がつかないうちに炎症が進行することがしばしばです。あまり自覚症状がないまま、気がついたときには臓器の機能不全が始まり、やがては命を脅かすような状態にまでなってしまうのです。慢性炎症が神経系のような再生の遅い組織で起こると、取り返しのつかない不可逆的な病的変化をもたらすことになります。アルツハイマー病や多発性硬化症がその例です。

これらのことは、実は20年近くも前から次第に一般的に認識されるようになり、アメリカの雑誌『ＴＩＭＥ』は２００４年２月号で慢性化する炎症をシークレット・キラーとして取り上げ、その恐ろしさを指摘しました。以来、慢性炎症はサイレント・キラーあるいはシークレット・キラーという言葉でしばしば形容されるようになってきたのです。こうした慢性炎症を鎮めるには、免疫力を高めるアプローチではなく、逆に暴走した免疫応答を落ち着かせることが必要になってきます。

慢性炎症に関する最新の研究成果や医学研究については前掲の拙著をご参照いただきたいと思いますが、ここでは、その予防法を説明しておきます。

端的にいえば、悪しき健康習慣を改めて健康的な生活を送ることです。何事もほどほどが肝心で、やりすぎはだめ、大事なのは中庸です。「糖分やカロリーのとりすぎ」、「脂肪分のとりすぎ」、「塩分のとりすぎ」、「アルコールの飲みすぎ」、「働きすぎ」などは、すべて慢性炎症の原因となります。

実は、からだには危険信号（デンジャー・シグナル）を知る何種類ものアンテナ（＝自然免疫系異物センサー）が備わっていて、外から侵入してくる病原体を感知するだけでなく、悪い生活習慣などでからだに溜まる「内なるストレス」も感知しています。この異物センサーは、炎症細胞とよばれる白血球にだけ存在するのではなくて、すべての細胞に備わっています。体内のどこであれ、このしくみが動き出すと、炎症性サイトカインを含むさまざまな体内警報物質が細胞内で作られ、炎症が始まるのです。

そして炎症によって細胞や組織が傷つくと、ＤＡＭＰ（damage-associated molecular pattern：傷害関連分子パターン）という物質が細胞外に放出され、これがさらに異物センサーを刺激して、免疫応答が活性化され、まるでドミノ倒しのように次々と悪い反応が続けて起こり、次第に全身に広がっていきます。これが炎症の慢性化と全身への波及です。

ところが、慢性炎症の原因である「悪い生活習慣」は、たとえ自分でわかっていても通常は容易には変えられません。こうなると、炎症の原因が取り除かれないのですから、必然的に炎症が慢性化することとなり、やがて慢性炎症をベースにしたもろもろの病気が始まるようになります。

免疫力は高ければ高いほどよいというものではなく、中庸にほどほどに働くことが重要なのです。そのためには、『養生訓』で貝原益軒が唱えたように、日々節制して、ストレスの少ない健康的な生活を送るというありふれたアドバイスに行き着きます。

まとめると、免疫学者である私が推薦する免疫力を高める方法は、個人の年齢や生活環境などを考慮して、科学的なエビデンスがあり確実な予防効果があるワクチンを接種するとともに、不必要な抗菌薬などの使用を控えて良好な腸内環境を整える。そして、暴飲暴食を控えて、寒すぎず暖かすぎずの環境の中で節度ある生活をして、毎日、適度な運動をする。

「なんだ、そんなありふれたこと……」と思われるかもしれません。しかし、これは、免疫力がアップするという健康食品や腸内細菌を増やすというヨーグルトを食べるよりも、より科学的エビデンスで裏付けられた免疫力増強法です。特別な道具や薬は不要で多大な金銭的な出費もともないません。やみくもに健康食品や怪しげな民間療法に頼るよりも、からだの働き方を科学的に理解して、それにともなったものの考え方、生活の仕方をすることが大事です。

あとがき

この本は、免疫学者の宮坂昌之が文章を書き、二児の母で生命機能学の博士号を持つ定岡恵がイラストを担当しました。そして、恵の夫であり微生物学者の定岡知彦と、一般人として宮坂の妻の悦子が加わり、文章を子細にチェックしてくれました。ちなみに、定岡恵は宮坂の長女なので、本書の作成は、父、その妻、娘、義理の息子の4人の共同作業ということになります。

著者の私としては、免疫学者の立場から、感染症そして免疫学の常識をなるべく平易に解説し、ワクチンや健康に関するウソとホントについて、わかりやすく書くことを心がけました。特に気をつけて書いたことは、ワクチンは感染症の制圧に必須である一方、常にわずかなリスクもあるということです。このリスクは、免疫系が持つ複雑性自体に由来するものなので、いわば、避けられないものです。したがって、ワクチンに関しては、リスク・マネジメントがとても大事だと思います。このことについては、北海道の地域医療に尽くした医師の村上智彦氏（1961～2017）の言葉を引用させていただきます。

「リスク・マネジメントとは『リスクはあるものだという前提で物事を考え、被害を最小限にすること』だと思います。リスクをゼロにすることではありません。もし100％安全でなければ駄目と言うのなら、自動車も飛行機も全面禁止です。また絶対安全な医療など現時点ではあり得ないので、医療行為も全面禁止です。ゼロリスク願望も結構ですが、その結果として起こる経済的、社会的な負担に一切触れないというのは無責任です」（村上智彦著『医療にたかるな』：新潮新書、2013）。

私はこの意見に賛成です。ワクチンのリスク問題については、そのままあてはまることです。感情論ではなく、物事の理にかなった考え方が大事だと思います。

最後になりますが、この本の企画・編集を担当していただいた高月順一さんを始め、講談社学芸部ブルーバックス編集チームの方々には、いろいろとお世話になりました。この場を借りて、厚く御礼申し上げます。

2019年11月

宮坂昌之

な行

は行

ま行

や・ら・わ行

発刊のことば

科学をあなたのポケットに

二十世紀最大の特色は、それが科学時代であるということです。科学は日に日に進歩を続け、止まるところを知りません。ひと昔前の夢物語もどんどん現実化しており、今やわれわれの生活のすべてが、科学によってゆり動かされているといっても過言ではないでしょう。

そのような背景を考えれば、学者や学生はもちろん、産業人も、セールスマンも、ジャーナリストも、家庭の主婦も、みんなが科学を知らなければ、時代の流れに逆らうことになるでしょう。

ブルーバックス発刊の意義と必然性はそこにあります。このシリーズは、読む人に科学的に物を考える習慣と、科学的に物を見る目を養っていただくことを最大の目標にしています。そのためには、単に原理や法則の解説に終始するのではなくて、政治や経済など、社会科学や人文科学にも関連させて、広い視野から問題を追究していきます。科学はむずかしいという先入観を改める表現と構成、それも類書にないブルーバックスの特色であると信じます。

一九六三年九月

野間省一

N.D.C.491.8　286p　18cm

ブルーバックス　B-2119

免疫力《めんえきりょく》を強《つよ》くする
最新科学が語るワクチンと免疫のしくみ

2019年12月20日　第1刷発行
2020年12月23日　第6刷発行

著者　宮坂昌之《みやさかまさゆき》
発行者　渡瀬昌彦
発行所　株式会社講談社
〒112-8001　東京都文京区音羽2-12-21
電話　出版　03-5395-3524
販売　03-5395-4415
業務　03-5395-3615
印刷所　（本文印刷）豊国印刷株式会社
（カバー表紙印刷）信毎書籍印刷株式会社
本文データ制作　ブルーバックス
製本所　株式会社国宝社

定価はカバーに表示してあります。

ISBN978－4－06－518177－5

さくいん

記号

数字

アルファベット

あ行

か行

さ行

た行